下園壮太 著

うつからの脱出

プチ認知療法で「自信回復作戦」

日本評論社

はじめに

うつ状態は本当につらいものである。

いつの間にか自分が〝別人〟になってしまっている。体力も気力もなく、何のために生きているのか感じられなくなる。これまで自信をもって生活していた自分がうそのようだ。ときどき襲ってくる苦しさの波に飲み込まれてしまうのではないかと不安になったり、いつまでも晴れない苦しさのベールの中で息をすることに疲れてしまい、死ぬことによって終わりにしたいという誘惑に駆られる。眠れない夜が怖いし、もう一生治らないのではないかという不安とも戦いつづけなければならない。毎日が危ういバランスの中でかろうじて成り立っており、「もろさ」の中で生活している。そして周囲にはその苦しさをなかなか理解してもらえない。

ようやくその苦しさの山を越えたとき、一刻も早く元の自分に戻りたいという焦りと、二度とこの状態に陥りたくないという不安から、うつに関するさまざまな本を読んだり、インターネットで調べたりする。いろんな情報を目にし、なかには認知療法が効果的であるということを知る人もいるだろう。

認知療法は論理的である。仕組みが理解しやすいので、自分ひとりでもやれるという感じがする。この時期、生きる自信を取り戻したいあなたは、この苦難からなんとか自分の力で立ち直りたいと切望している。そんなあなたにとって認知療法は強力な武器になるように思える。

ところがこの認知療法、実際にやるとなかなかうまくいかないのである。うまくいかないばかりか、認知療法がうつからの回復を遅らせていると思えるケースに、私は数多く遭遇した。

しかし、私がうつ状態から回復しようとするクライアントを支えるときに自然に使っている方法は、ジャンル分けすれば〝認知療法〟になるだろう。そしてそれは、それなりにうまくいっている。

では、うまくいく認知療法と、そうでない認知療法の違いは何なのだろうか。

私はカウンセラーだが、その前に自衛官でもある。自衛官は訓練のプロだ。その私の目から見ると、認知療法は明らかに〝訓練〟である。そして多くのクライアントが取り組んできた認知療法は、訓練のプロの視点からすると、失敗してあたりまえの方法のように見える。

本書では、カウンセラーとして多くのうつ状態をサポートしてきた私の経験から、まず、うつ状態をわかりやすく解説してみようと思う。うつ状態を自分なりに納得できる形で理解しておかなければ、落ち着いて戦うこともできない。

ついで、自衛官として多くの訓練を経験した私の経験から、臨床場面で認知療法のようなトレーニング（訓練）を行う際のコツと、うまくいきやすい具体的なトレーニングを紹介する。

トレーニングは、クライアントの評判のよいものをだけを紹介しようと思う。基本的にはクライアントがひとりでも実施できるものだ。手軽にやれることから「プチ認知療法」と呼んでいる。いくら理論的に魅力があって立派なトレーニングでも、そのクライアントの今の回復レベルに合っていなかったり、個性に合っていないものや費用や手間のかかりすぎるもの、特別な人の指導が必要なものは、現実には活用できない。つまり使えないものは使えない。本に書いてあるのと現実は違うのだ（といって、本書も〝本〟だが）。

うつの回復支援グループなどでの講演で私が伝えている内容を、ぜひ本にしてほしいという声にお応えして本書をまとめた。うつから脱出を図ろうとするあなたのための「自信回復作戦」である。戦いなれた私が全般作戦を立てる。あとはあなたが現場に合わせて実行するだけだ。一億総うつ状態といわれる昨今、「本当の自分」を求めてさまよっている人びとが、地に足をつけてもう一度自分の人生を踏み出せるために、少しでも役に立てれば幸いである。

さあ始めよう、あなたの「自信回復作戦」!

(どうしても作戦の「ねらい」が知りたいという気の早いあなたは、「おわりに」から読むといいだろう。ルールにとらわれない柔軟なところが本作戦のセールスポイントだ。)

本書をまとめるにあたり、日本評論社の永本潤さんには大変お世話になった。

なお本書で紹介する事例は、すべて筆者がいくつかのケースを組み合わせて作ったものであり、現実のモデルはないことを付け加えておく。

二〇〇四年四月

下園　壮太

うつからの脱出——プチ認知療法で「自信回復作戦」◇目次

第4章　使えるプチ認知療法

第1章◆うつ状態とは

まず、うつ状態について解説しよう。

というのも、私は、うつ状態の本質は〝わけのわからない〟苦しさであると思っているからである。現に、立派な（？）うつ状態のクライアントが、「お医者さんには『うつ』って言われたんですけれど、『うつ』って何なのですか。どんな状態なんですか」と聞いてくることも少なくない。

うつは、当人にもよくわからない。わからないから、周囲にも理解してもらえない。わからないから、自分を責めてしまう。

そこで、まず、うつを理解する（自分なりに納得する）ことから始めよう。

1　うつ状態は疲労しきった状態

うつ状態とは

結論から入ろう。

〝うつ状態〟とは、人が**疲労しきった状態**のことである。付け加えると、疲労しきったからだを守るため、生命の緊急対処プログラムである**〈感情のプログラム〉が一斉発動した状態**でもある。

精神疲労

いつ命を奪われるかもしれない悲惨な戦場では、人は三五日で疲れ果て、正常な反応をしなくなるという。これは、米国のスワンドらが一九四四年に研究発表したものだ。

その報告によると、実に九八％の人が、戦場での精神的肉体的な消耗によりなんらかの異常をきたしたという。しかし驚くことに残りの二％の人は、そのような状態でも自分を保持できた。なんのことはない。その人びとは、平和な社会では、凶暴性があり危険人物とされていた人びとである。

つまり、戦場のような状況では、(正常であれば)どんな人でも消耗し、本来の自分ではなくなっていく。〝別人〟になっていくのである。

別人になると、自分で自分のからだがコントロールできなくなる。震えが止まらなかったり、腕や足が麻痺したりする。目が見えなくなる人もいる。眠いはずなのに眠れず、お腹がすいているはずなのに食べたくもない。

また、感じ方や考え方が変わる。

ひどくおびえ、陣地から一歩も出られなくなったり、なんでもないことで驚く。些細なことでイライラが爆発する。同僚が大切な情報を与えても、それを注意して聞くことができない。

さて、これは〝戦闘疲労〟と呼ばれる状態であるが、ここで注意してほしいのは、戦闘疲労に陥るのは、必ずしも肉体的に過酷な活動したときばかりではない、ということである。たしかに肉体的な活動は〝戦闘疲労〟を悪化させる。しかし、肉体的疲労がなくても、戦闘疲労の症状が出るのだ。

それは、こういうことである。

原始人が薮をかき分けて進んでいると、突然熊に遭遇したとしよう。熊と目が合う。このとき、原始人のからだの中に一瞬にして次のような反応がおこる。

まず目は、暗闇でも相手がよく見えるように、瞳孔が開く。

これから予想される戦いでの出血をおさえるため、毛細血管は縮み、その結果、顔面蒼白になる。さらに、血液はすぐに固まりやすいように〝どろどろ血〟になる。

しかし、戦うにしても逃げるにしても激しい運動を予定するので、からだの大きな筋肉に血を送らなければならない。細くなった血管にどろどろ血を送るために、心臓はかなり無理をする。どきどきを感じるのだ。

消化管（胃や腸）は、活動を休止しエネルギーを他へまわす。その結果、のどが渇く。胃が痛くなる。

肩や首の筋肉は衝撃に備え硬くなり、手や足の表面には、滑らないように汗をかく。頭の中は真っ白になり、動物的な勘だけで〈逃げる〉か〈戦う〉かが一瞬のうちに選択される。

これらの反応は、〈感情のプログラム〉のひとつ〈驚きのプログラム〉によるものである。このプログラムによって、原始人は外敵との戦いを乗り越えてきた。猛獣との生死をかけた戦いや逃走のために、持てる力を最大限に発揮する、まさに〝命がけの反応〟がからだの中でおこっているのだ。

過酷な戦場に置かれた人にも、〈驚きのプログラム〉がはたらいている。戦場で持続的な恐怖や不安に襲われているとき、たとえ物理的な運動をいっさいしていないとしても、ヒトのからだの中ではこの〝命がけの反応〟がフル回転する。

しかし、もともとエンジンを最大限に稼動させるこのプログラムは、熊との戦いのように、ほんの数分の出来事を乗り切るためのものである。つまり短期決戦用のプログラムだ。危険が長く続き、このプログラムが活動しつづけると、人はあっという間に消耗してしまう。本来の自分ではなくなってしまうのだ。

本書では、このように、〈驚きのプログラム〉などがからだの内面を最大限に活動させることによって生じる疲労を、〝精神疲労〟と呼ぶ。

精神疲労は、戦場だけでなく日常の生活の中でも生じる。

たとえば車の運転をしているとき、あなたは知らない間に肩に力が入り、手に汗をかき、口が渇いているだろう。とくに、夜間によく知らない道を、到着時間ぎりぎりで運転しているときなど最悪である。このとき〈驚きのプログラム〉があなたの内部で発動している。初めて通る狭い道を三時間ぶっとおして走ってきたあなたは、肉体的にはたいした運動をしていなくても、心身ともにぐったりと疲れてしまう。

精神疲労は、先行する肉体活動がない場合、なかなか疲労と認識されない。しかし、現代人の死因の多くを占める高血圧、虚血性疾患は、この精神疲労の状態に大いに関係している。

人は疲れきると

軍隊に、行軍というものがある。重い荷物を背負って、長距離を歩くのだ。当然、その間に休憩を取るのだが、どのような割合で休憩すればいいのかを米軍が研究した。

一時間ごとに一〇分の休憩を入れる方法、三時間ごとに三〇分、五時間ごとに五〇分。どれも割合は同じである。

しかし結局、一時間に一〇分のこまめな休憩を取るほうが、兵士の疲れの蓄積が少なく、結果的に長距離を歩けることがわかった。五時間歩いた後で五〇分休憩をとっても、ほとんどの兵士が疲労を回復できなかったのである。

つまり人間は、疲労が少ないときは少しの休憩で回復するが、**いったん疲労しきると、少々の休憩では回復しない**のである。

このことは、原始人にとってとても重要な意味をもった。

たまたまのきっかけで原始人が疲労しきってしまったとしよう。

それは、外敵に対し自分の防衛力が低下している危険な状態が、しばらくは続いてしまうということを意味している。熊はもちろんのこと、いつもならなんとかなる猪でも、今は自分がやられてしまうかもしれない。

原始人は、この危機的状態を何とか乗り越えるために、生命の危機対処プログラム〈感情のプログラム〉を一斉発動させたのだ。

感情のプログラム

疲労しきった原始人を守るため、〈感情のプログラム〉が一斉発動する。

表1　うつの症状

うつ状態には，一般的には以下のような症状があるといわれる。
・ほとんど毎日，ほとんど一日中，悲しく，落ち込んでいる。
・何に対しても興味や喜びを感じなくなった。
・1カ月で体重が5％減少あるいは増加した。食欲が極端に減少，増加している。
・不眠，悪夢などで苦しむ。あるいはだらだらと長時間眠る。昼も眠い。
・焦っている。もしくは反応が鈍る，感じない。
・とても疲れやすく，やる気もでない。おっくうになる。
・自分は価値のない人間だと思う。異常に自分を責める。
・頭がはたらかない。決め切らない。仕事の能率が落ちる。
・死にたくなる。その行為を起こす。

〔米国診断基準 DSM-Ⅳ；大うつ病エピソードをもとに引用者抜粋〕

では、そのプログラムとはどのようなものなのか。

これまで、うつは疲労した状態だと説明してきた。たしかに、うつ状態のときあなたは疲労を感じているかもしれない。しかし、うつの症状はそれだけではない。**表1**にあるように、実にさまざまな症状がある。疲労感にプラスされたこれらの症状をもたらしているのが、〈感情のプログラム〉というわけだ。

その細部を説明しよう。

①不安のプログラム

疲労した状態は、外敵に襲われやすい。態に襲われないように、細心の注意を払う必要がある。とくに危険な夜間に眠らないようにする必要があった。不安が強くなると夜眠れないのは、眠れないのではなく、眠らないプログラムがはたらいているだけなのだ。

また、常に熊のことを忘れないように、何かに集中しているとき以外は、バックグラウンドミュージックのように熊のことが思い出される。いわゆる「気になる」状態が続く。これも、記憶力の弱かった原始人にはなくてはならない機能である。

さらに、物事の最悪を考えつづけるという機能もある。最悪のケースをシミュレーションして、少しでも危険があれば、その行動をとらないという用心深さが必要だったのだ。この機能をもたない原始人は、「大丈夫だろう」と水を飲みに行き、熊に襲われた。

疲労した状態では、外敵から身を守る必要性から、〈不安のプログラム〉を最大限にはたらかせて、用心深くする必要があるのだ。

②怒りのプログラム

疲労すると、仲間から地位を奪われかねない。集団で生活するヒトは、集団における地位が生命の維持や生殖の可能性を左右する。食料は、群の全員に行き渡らないことが常態であったろうし、優秀な異性との性交のチャンスも、地位の高いものに限られるからだ。

疲労しきった原始人は、みずからの地位を守るために、〈怒りのプログラム〉を発動させる。そのプログラムの目的は〝自分の縄張り（権利）を侵す者を威嚇し、攻撃せよ〟である。

そのため、からだは〈驚きのプログラム〉とほぼ同じような態勢をつくり、戦いに備える。また、近づくものはすべて敵のように感じ、威嚇する。つまりイライラしている。

一方、威嚇し戦う気持ちを準備するため、「自分は正しい、強い」という偏った思考が支配的になる。そう思わねば（冷静であれば）、なかなか危険な行動に出られない。

怒っているときは、まってからは、「言っても仕方がなかったのにな」とか「あそこまで言わなくてもよかったな」と後悔することがある。〈怒りのプログラム〉に思考が乗っ取られていたのだ。

③悲しみのプログラム

原始人が、熊との戦いで仲間を失い、みずからも傷を負ったとしよう。そのときにその原始人が生き延びるためにもっともふさわしい行動は何であろうか。

そのとおりだ。安全な棲家に身を隠すことだ。

いま熊に見つかってはやられてしまうので、傷が治り仲間をつくれるまで、じっと気配を消して静かに生活する。そのためのプログラムが〈悲しみのプログラム〉である。

まず棲家から外に出ないですむように、食欲、性欲、興味を消した。そんなものが旺盛だと、外にふらふら出てしまう。また、肉体的疲労感を強め、動かないようにもした。元気いっぱいだと動きたくもなる。

涙を流し、泣き声を出すのは、周囲からの助けを求めるための救難信号だ。疲労しきった状態は、まさに生命の危機。外敵から襲われることを避けるためにも、誰かに助けを求めるためにも、〈悲しみのプログラム〉が必要となった。

うつ状態が〝わけがわからない〟わけ

通常、感情は、一つのプログラムを主体として感じる。悲しいときに、同時にうれしくはない。こころとからだが一体となって、一つの感情を感じているのがふつうの状態である（**図1**）。ところが、精神疲労から引き起こされた感情の一斉発動の場合、同時並行的に複数の〈感情のプログラム〉が発動してしまう（**図2**）。

その結果、

- テレビを見ていて、（とくに悲しくもないのに）急に涙がぼろぼろ出てきてしまう
- もの悲しくて、力が出ないで座り込んでいたのに、ほんの些細なことで、怒りが爆発してしまう
- 元気がないくせに、落ち着いて座っていられない。でも何かをしようとすると、意欲が湧かない（とてもできないと思う）

図1　正常な〈感情のプログラム〉

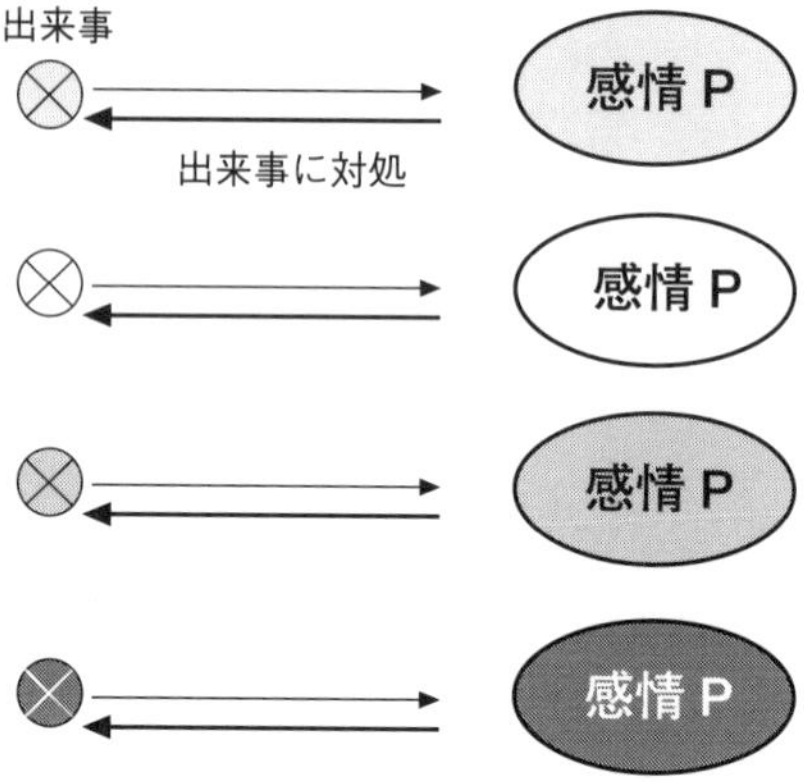

図2　精神疲労から引き起こされた〈感情のプログラム〉

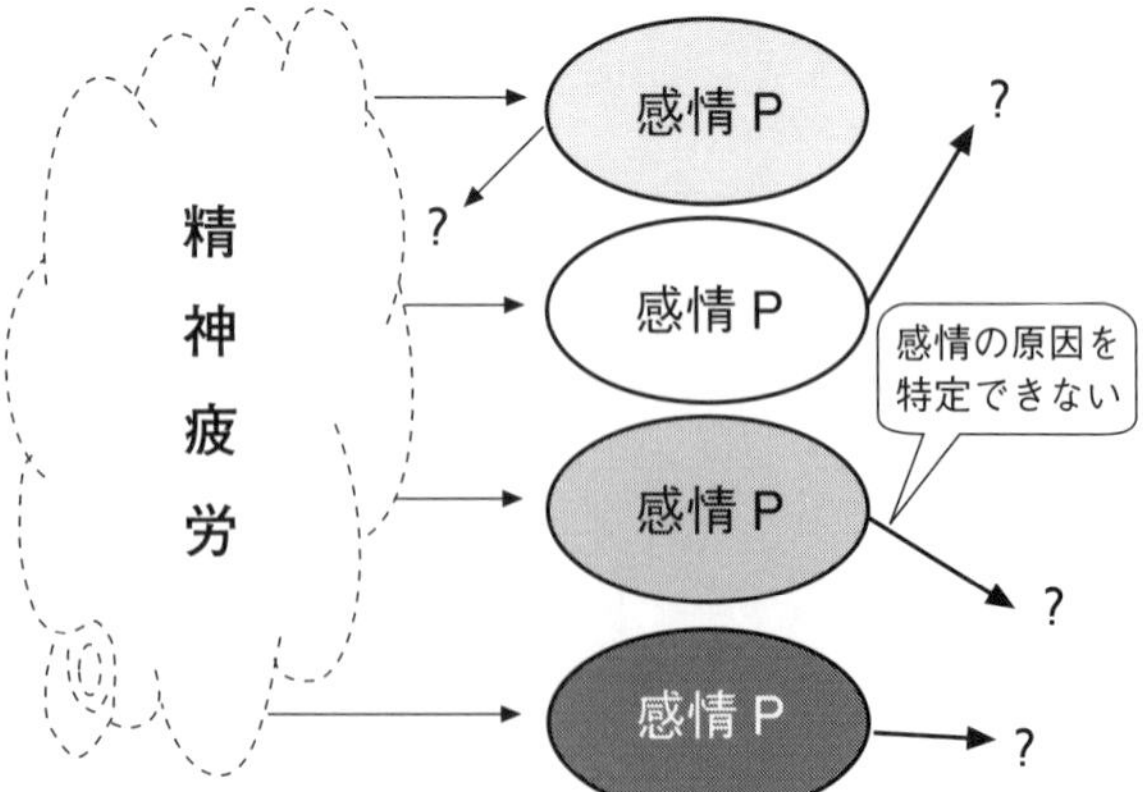

・つらくて、死んで終りにしたいと思うと同時に、死ぬのが怖くてたまらないという、とてもちぐはぐな感じになってしまう。自分でも、自分がいったい今どう感じているのかわからなくなってしまうのだ。

さらに、感情を引き起こした〝理由〟のなさも、うつをいっそう、わけのわからないものにしている。

通常、感情が湧くには先行する出来事なり理由がある（図1）。

・上司にひどいことを言われたから、腹が立つ（怒り）
・父が死んだので悲しい
・リストラされそうで、不安だ

感情はそれを引き起こした原因へ対処することで消滅する。たとえば上司にひどいことを言われ腹が立った場合、上司に抗議するなり、会社を辞めるなりの行動をおこせば、怒りはおさまる（もっとも、対処法の成否いかんでは次の感情が生起するが……）。行動をおこさなくても、原因さえわかれば、それである程度落ち着ける。あとはじっくり対処法を考えればいいからだ。

しかし、精神疲労から引き起こされた〈感情のプログラム〉は、（精神疲労自体が認識されにくいため）なぜその感情が湧いたのか自覚できないことが多いのだ。そのため、ひどく落ち着かなくなる。むしろ、感情が先にあり、その原因を本人が探している状態といえる（**図2**）。

たとえばある人は、三カ月後に受注できる**かもしれない**仕事が、五人いるスタッフのうち自分に割り当てられる**かもしれない**。その仕事を自分がうまくこなせない**かもしれない**ことで悩んでいた。〈不安のプログラム〉が、精神疲労から引き起こされているということに気がつかない。そこで不安な原因を捜し求めた結果、この悩みに行き着いたのである。本質的な悩みではないため、その仕事のことを問題解決しても、他の問題を見つけてまた悩んでしまう。

そして、このような本人が訴える〝悩み〟は、自分でもなんとなく不自然だと感じているし、そのことを他人に説明しても、誰もわかってくれない。その結果、本人は自分の苦しさを、自分の能力のせいだと思い込み、余計に孤独になり、落ち込んでいく。

2　うつ状態で〝別人〟になる

先に、うつ状態で別人になるということに触れた。別人になるというのは、本来のその人の感じ方・考え方でなくなるということである。本来のその人であれば余裕で受け流すことでも、おろおろしてみたり、こだわったりする。本来のその人であればすぐ忘れてしまうようなことでも、どうしても気になる。本来のその人であればすぐ行動に移すのに、いつまでもうじうじしてしまう。いつもの元気さ、はつらつさ、ねばり強さもない。まさに〝別人〟なのである。

別人のもっとも深刻な状態が、〝死にたくなる〟気持ちの出現だ。

「人間、死ぬ気になったら何でもできる」が口癖だった人が、自殺未遂してしまう。うつ状態から脱出した後、そのことを振り返ると、自分でもどうしてそう考えたのか、理解できない。自殺行動そのものの記憶がない人も多い。気がついたら線路に足を踏み入れようとしていたという人もいる。まさに別人になるのだ。

人がエネルギーを消耗し、別人化して死にたくなるまでの間には、三つのラインがあると考えている（図3）。

最初のラインは、〝身体化ライン〟。眠れない、食べられないといった症状をはじめ、からだ中どこそこが痛かったり、調子が悪かったりする。体重も減る人が多いようだ。

次のラインは〝別人ライン〟。感じ方・考え方が変わる。

このライン以降は、しだいに自分をコントロールできなくなってくる。少しでも苦しさをまぎらわすために、さまざまな行動に〝しがみつく〟のもこの時期である。疲労が相当蓄積

図 3　別人化して死にたくなるまで：三つのライン

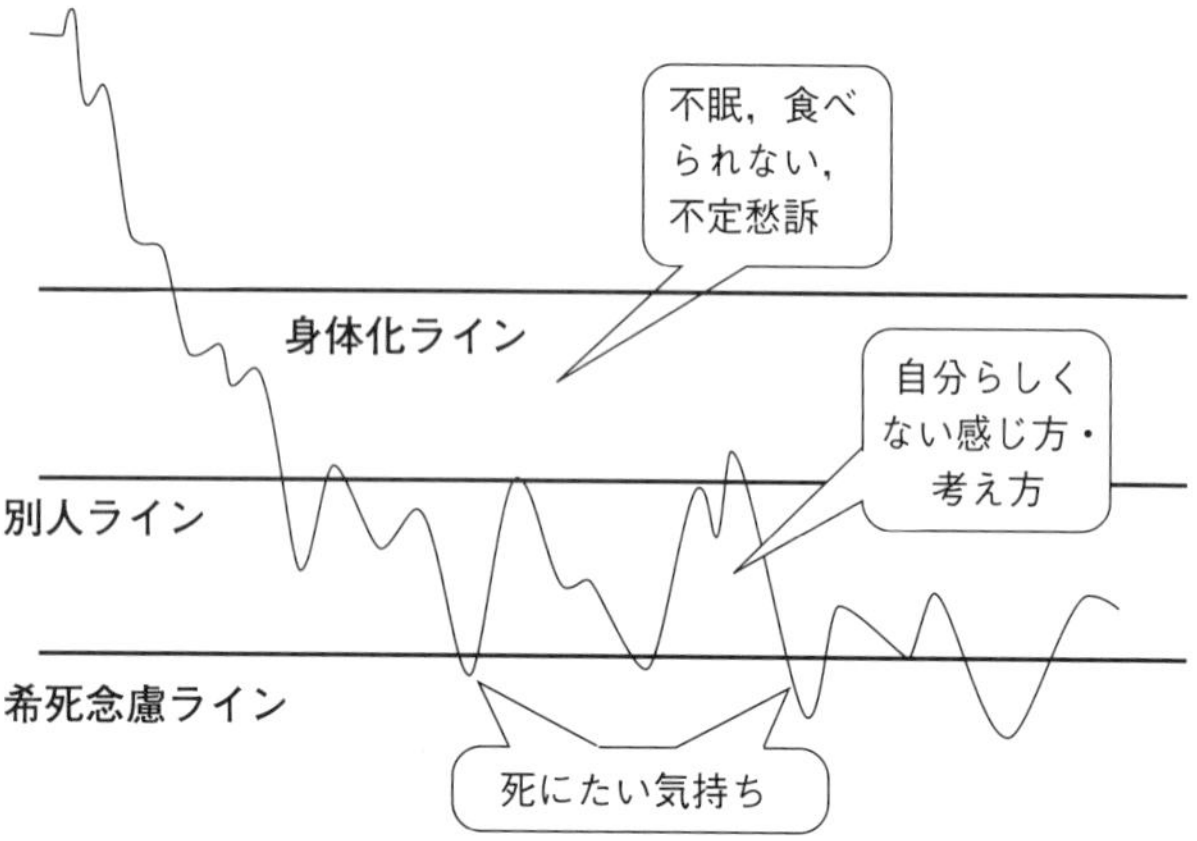

しているので、その行動の癒し効果より、副作用のほうが大きくなることがある。たとえば酒、ギャンブル、異性、食べ物、買い物、宗教、虐待などに走る場合である。

そして最後のラインが、〝希死念慮（自殺願望）ライン〟である。自分の安全に注意が払えなくなったり、もっと積極的に自傷行為に至ることがある。すぐに他人の力を借りながら（自分ではなんともできないので）、長期の休養を取らなければならない時期である。

3　人は誰でも疲れる。戦場で戦っているようなもの。現代人にもおこる

さきの戦場の話はわかった。しかし、現代社会でそんなに精神疲労が蓄積することが、本当

にあるのだろうか。やはり、性格に問題がある人だけがそうなるのではないか。現代社会に適応できない者が、淘汰されるだけではないか。あなたはそう考えるかもしれない。

ある優秀な若者の例である。

彼は、有名な大学を卒業し、大学に残って勉強を続けろという教授の熱心な誘いを断って、母校の教師となった。進学校である全寮制の私立高校である。その学校の生徒だったころ熱心に指導してくれた先生がおり、その先生にあこがれて高校教師の道を選んだのだ。

彼は、新人研修の後すぐに担任をもつことになった。新人の中でも彼は誰からも好かれ、高校、大学を通じてテニス部の主将でもあった彼の体力、行動力はみなの羨望の的だった。

彼の生徒に対する指導はとても情熱的だった。ほとんど寮に寝泊りし、朝から晩まで生徒につきっきりだった。落ちこぼれそうな生徒がいると、まるでわがことのように心配して指導した。

かつて彼も、高校時代に進路について悩み、一時自暴自棄になったことがあった。そのとき恩師が同じように、親身に世話を焼いてくれたのである。

彼は、勉強だけでなく、生徒指導、テニス部の指導と全力投球していた。

彼に対する周囲の評価はうなぎのぼりだった。

その彼が、夏のテニス合宿を終わったころから少し変わってくる。あまり笑わなくなった。声もやや小さくなり、以前のようなはつらつとしたところがない。しかしそのことに気がついたのは、彼の高校時代を知る恩師だけだった。

彼は逆に、人前に出るときはいつもの笑顔をつくり、大声で生徒に発破をかけていたのである。むしろ周囲は、彼は〝夏男〟だなどと言い合っていた。

後でわかったのだが、彼の付き合っていた女性には、このころ頻繁に、

「忙しい。自分には無理だった。自分は教師には向いていない。こんな自分に教えられる生徒は不幸だ。」

などというメールが送られていた。

秋の運動会。例年注目されているマスゲームの指導を彼が任されることになった。職員会議でその話が出たときに、いつもの彼だったら、「ありがとうございます。任せてください」と元気よく引き受けるところなのに、なんとなく渋る彼の姿があった。周囲から押されて引き受けはしたものの、次の日に教頭に「自分にはできそうもないのですが……」と相談をもちかけている。教頭は、他の先生も応援するから大丈夫だと励ました。

一〇月、久しぶりに見る彼のやつれた姿に、付き合っていた彼女はびっくりした。聞けば、食べたくない、夜もあまり眠れないという。しかし、今が大変な時期で、これを乗り越

えなくては一人前の教師になれないんだという彼に、それ以上何も言えなかった。

その学校では、一一月にほぼ大学受験の進路が決まってしまう重要なテストがある。生徒も先生もそのテストに向けて一生懸命になる。彼のクラスには、三人ほど彼が心配する生徒がいた。彼はその三人の指導に力を入れた。また寮に泊り込みの生活が始まる。

そしてそのテストが終わり、数日後に成績が発表された。彼のクラスは、例の三人を含め十分満足できる成績をとることができた。

その翌々日、彼はみずから命を絶った。

テストの後、全校生が林間学校に行っているさなか、下宿でのことであった。

遺書はない。家族にも相談はなかった。ただ携帯電話には、送信していない恩師当てのメールがあった。

「申し訳ありません。眠れない日々が続いて、もう疲れてしまいました。最近死ぬことばかり考えていました。学校にご迷惑をおかけします。先生の期待に応えられなくて、申し訳ありません。」

と打ち込まれていた。

私は、縁あってこの事例を振り返る作業に参加した。

彼は、周囲が認めるように非常に優秀な男であった。高校在学中と就職したときの知能テストも、かなり高いレベルである。ただ、クレペリンテストにはある特性が表れていた。それは「物事への慣れに時間がかかる」という特性である。別にその特性が悪いということではない。ただ、彼は新しい環境に慣れるのに時間がかかるということである。恩師も、彼は環境が変わった後しばらくは、借りてきた猫のようにおとなしいが、三カ月もするとバリバリとリーダーシップを発揮しはじめるという彼の特性を承知していた。

高校二年、この学校に転入してきたときも、二学期の学園祭のクラス装飾でリーダーを買って出るまでは、彼はとてもおとなしかったという。

そのとき、恩師はもう一つ重要な彼の特徴に気がついていた。それは、彼は自分の調子が悪くなると、それを周囲に悟られまいとして余計に元気に見せてしまうという特徴である。彼が一見元気に振舞っていた高校二年の二学期、彼の体重が春に比べて五キロも減っていたのである。恩師がそっと彼を呼んでたずねると、進路について迷っているとの相談を受けた。食欲もなく、不眠もあった。疲労感も訴えた。実は田舎から引っ越してきた彼は、(十分な成績を上げていたにもかかわらず)進学校の勉強のスピードについていけない不安を抱えていたのだ。恩師は、一緒に勉強することで彼を支えた。

彼は、調子を崩してもそれを周囲に悟られないパワーをもっていた。そのために恩師以外に彼の落ち込みに気がつくものはいなかった。

その年の一〇月、彼は体調を崩した。かぜをこじらせ一〇日間ほど学校を休んだ。休み明けは、家族の温かい介護を受けてゆっくりしたせいか、少し余裕が出てきたように感じられた。その後彼は立ち直り、充実した高校生活を送ることができた。

高校二年生の危機は、このようにして乗り切られた。

彼が亡くなるまでの半年の彼の体重が記録されていた。高校のときと同じように、五キロやせていた。高校時代の彼は、エネルギーが低下したとき、それが身体症状となって表れ、結果的にストレスフルな環境から一時的に身を離すことができたのであろう。

しかし今回、彼は自分のことより生徒のほうが大切だった。結果的に、彼は自分の体調を崩すことさえ許さなかったのだろう。

恩師は、彼がなくなる一カ月ほど前「大丈夫か」と声をかけたことがある。「いやー、いっぱい、いっぱいです」と冗談ぽくかわされた。恩師はあの笑顔が忘れられない。

私は、現代人にとって自殺とは、「不幸な偶然の重なり」による事故のようなものだと考えている。偶然がいくつか重なって、交通事故がおきる。あの時、あそこに車が駐車していなければ……。あの時、信号の点滅であきらめていたら……。あの時、雨が降っていなければば……。あの車を運転している人が、免許の取りたてでなかったならば……。

彼の自殺についても、同じようなことがいえる。

彼が、すぐに担任に就くのではなく、せめて副担任であったら……。

彼が、体調を崩せていたら……。

もし、彼の家族が転勤族でなく、彼の近くにいてあげたなら……。

テストの後の林間学校に、彼がついていっていたら……。

あのメールを恩師に送っていたら……。

彼のような優秀な人材でも、別人になっていく。誰が悪いわけでもない。性格のせいなどでもない。誰だって、自分の能力、性格、特性と与えられた環境がうまく合わないとき、徐々にエネルギーを消耗し、精神疲労が蓄積していく。その瞬間、日常の生活が、彼にとっての〝戦場〟となってしまうのである。

4　うつからの回復の特徴

うつ状態、つまり疲労の蓄積から以前の状態への完全回復までを、私は四つの時期に分けて考えている（**図4**、二四〜二五頁）

①落ち込み期

疲労が知らない間に蓄積していく。疲労が極限（疲労しきった状態）に達するまで。

②底期

疲労しきった状態。活動ができない。ひどいときは寝たきり状態になる。

③回復期

休養、薬のおかげで、徐々にエネルギーが回復する時期。少しずつ動けるようになる。

④リハビリ期

ひどいエネルギー低下状態は脱したものの、完全とはいえない状態がかなり長く続く。

私は、うつ状態からの離脱に最も重要なのは、最後のリハビリ期だと考えている。この時期はクライアントにとって、最も苦しい時期でもある。

それは、次のような理由による。

〝波〟を重ねて復帰、回復期とリハビリ期の傾斜変換

回復期以降は、通常三〜四日、あるいは一週間単位の波を重ねて少しずつ回復していく。全体が上り調子のなかでの小波の下降時期。この落ち込みは、本人にとって期待が大きい

（図４つづき）

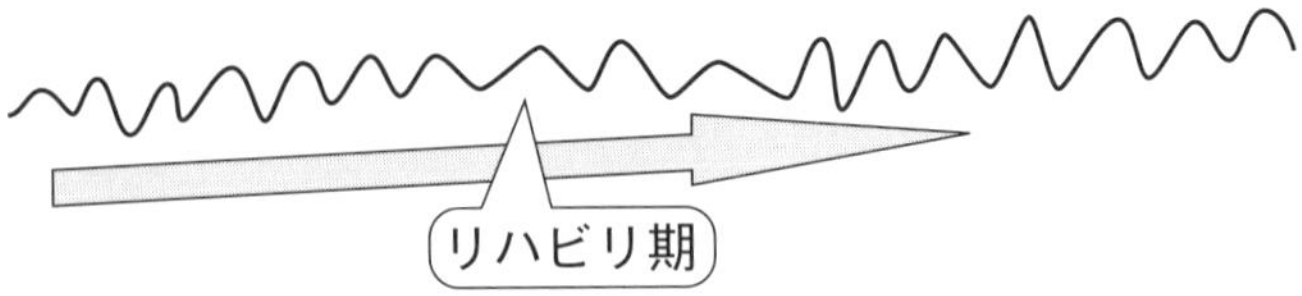

分、いっそう強い下降に感じられてしまう（図５、二六頁）。「もしかしたらあのつらい日々に戻るかも」「もしかしたらこのまま一生治らないのかも」という不安に襲われる。

それでも、回復期は毎週何かが回復している感じがある。しかしリハビリ期は毎日の変化がほとんど感じられない（図４、傾斜変換）。回復期の勢いで自分が回復すると思っているクライアントは、「この時期に治りが遅くなった」「このままの状態が一生続くのではないか」「もしかしたら根本的には何も回復していないかもしれない」「社会復帰などできないのではないか」という不安に駆られる。

回復はまだら模様（時期と内容）

からだの機能すべてが歩調をあわせて回復す

図4　うつ状態から完全回復するまで

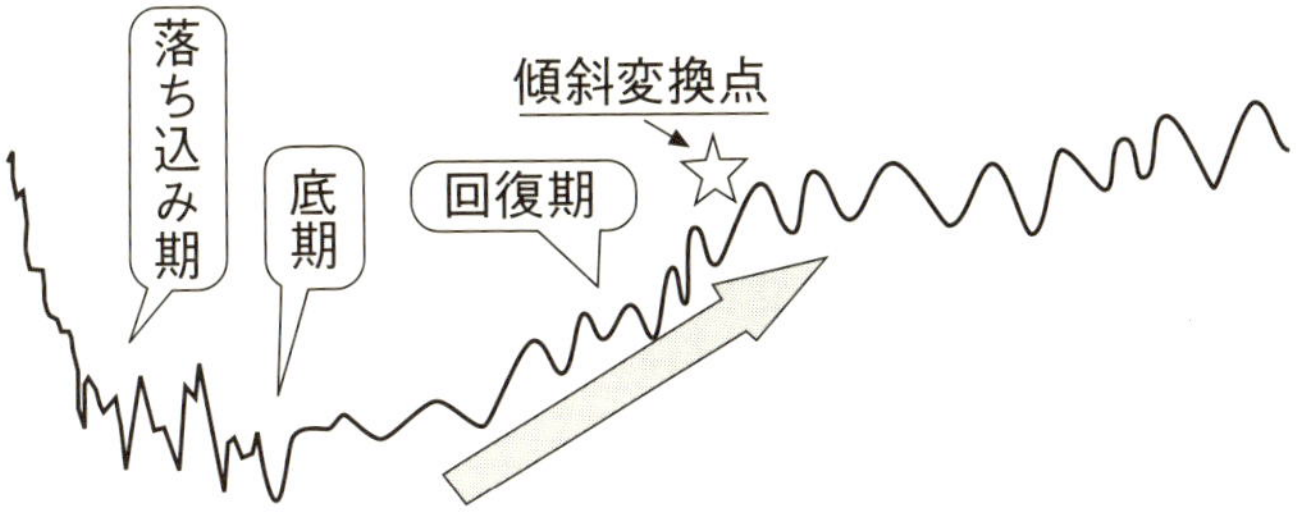

るのではない。

食欲、睡眠、疲労感、笑顔、思考の早さ、決断力、不安、怒り、気力・興味のなさ……、人それぞれであるが、ある要素が回復してもほかの要素が回復していないということが多い。

私の経験では、一般的に疲労感や食欲、笑顔などは比較的早く回復する。その結果周囲は「あ、笑っている。あ、外出したんだね。もうだいぶよくなってきたんだね」と感じる。

しかし本人は、まだまだ不安が強く、行動を続ける根気もない。内面の苦しさには何の変化もなく、これが一生続いてしまうかもしれないと恐怖している。周囲に「元気になったね」と言われるのは、元気な人が負うべき責任を指摘されているようでつらい。

つまり、周囲の感じる回復度と本人の感じる

図５　治るときの小波に注意

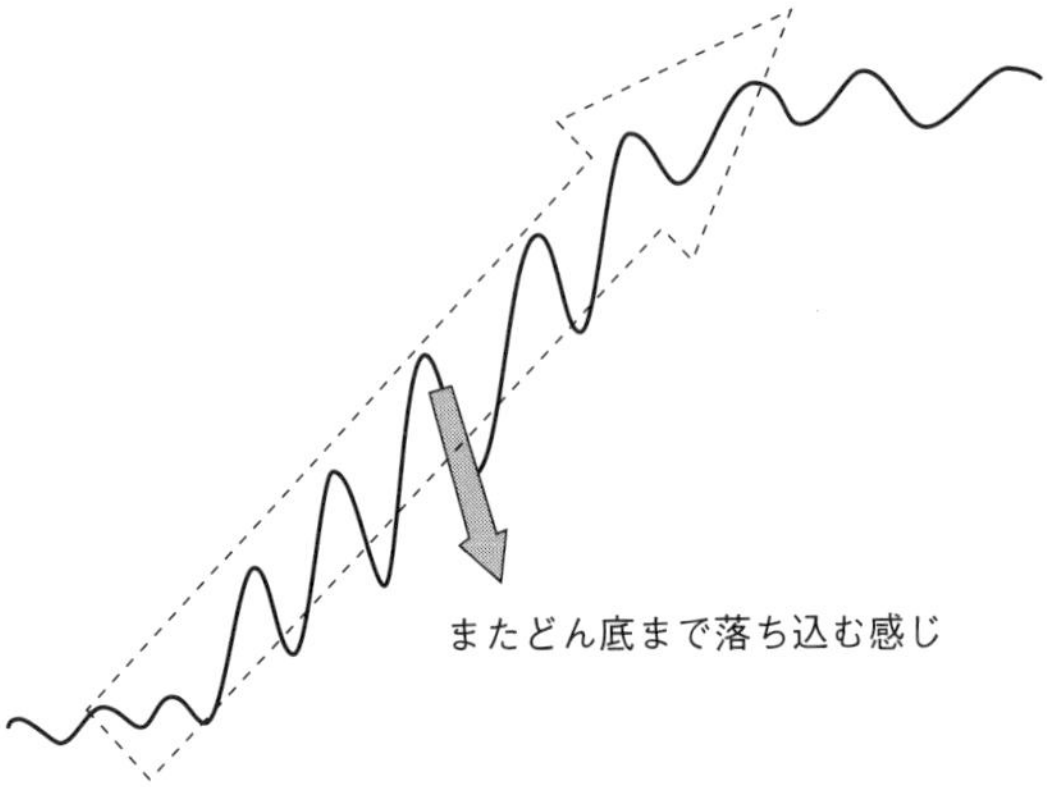

回復度に相当の隔たりがあるのがこの時期の特徴なのである（図６）。

また先に述べた波の性質もあり、今日できたことが、明日はまたできなくなるということもよくあることだ。ところが、直線的な回復を予想している周囲は、昨日できたことが今日できないと明らかに不満の表情をしてしまう。「怠けているだけじゃないの。」その無言のアピールが、本人を苦しめる。

「動きたいけれど動けない」の葛藤

この時期、本人は悩み苦しむ。

これまでは、むしろ身体的な苦痛とでも呼べる苦しみであった。本当に動けないし、息をするのもつらい状況だった。今はそのような苦しみはない。しかし、いつもさまざまなことで〝悩

図６ 行動は活発になるが、内面は…

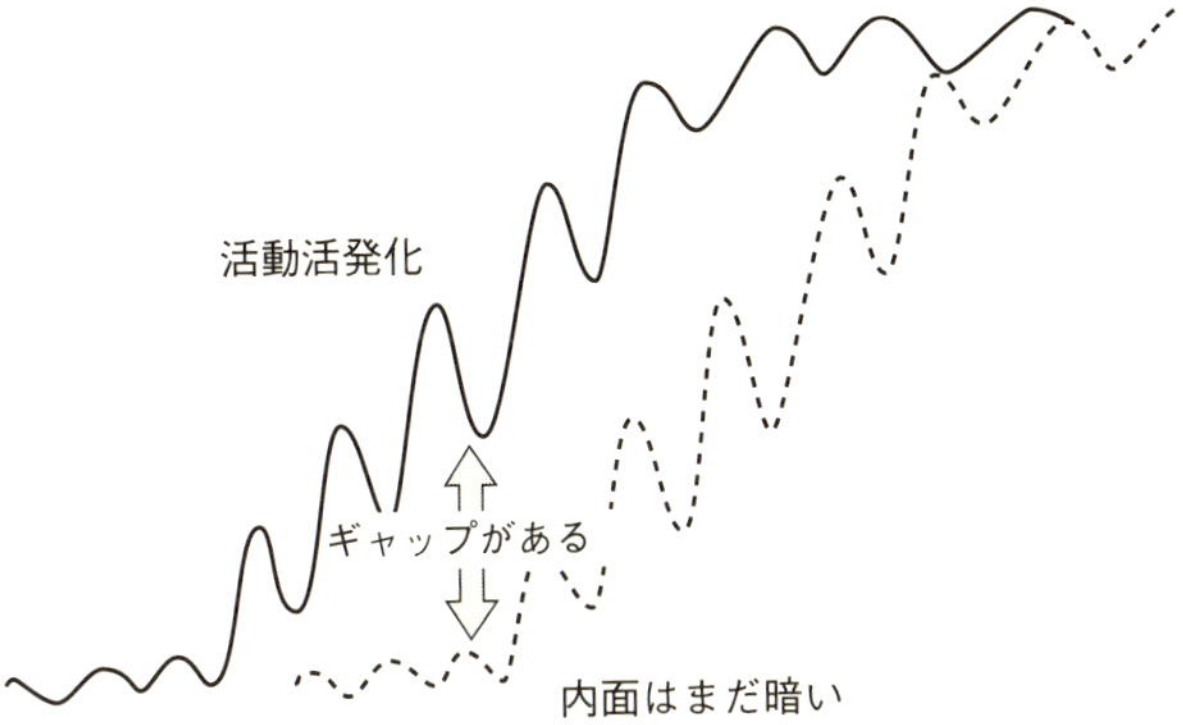

んで〟しまっている。苦しさは以前より強いのかもしれない。

本人は、一刻も早く完全な自分に戻りたいのである。二度とあの苦しい状態に陥りたくない。回復を焦っているのだ。しかし現実には、決断力や判断力、物事に対する興味や行動してみようという意欲、根気強さなどがない。調子よくなってきたかなと思うと次の日にはダメ、という自分でもコントロールのできない波がある。

その結果、動きたいけれど動けない。仕事をしたいけれど自信がない。町に出たいけれど、もつかどうかわからない。そんな葛藤にさいなまれる。

リハビリ期の苦しみは、〈悲しみのプログラム〉のせい

リハビリ期の苦しみのほとんどは、〈悲しみのプログラム〉に原因がある。〈不安のプログラム〉や〈怒りのプログラム〉は比較的早く終了する。しかし〈悲しみのプログラム〉は、プログラム自体がみずからの傷の回復や仲間の再構成など、かなり長い時期を想定しているため、簡単には終わらない。

私たちはそれを経験的に知っている。

古くから、身内の死は最も悲しい出来事の一つである。私たちは、喪の概念を使ってそれを乗り切ってきた。

最もショックの激しい出来事の直後の時期は、通夜と葬儀で孤独を避け、集団であわただしく過ごす。それは初七日まで続く。いったんそれぞれの生活に戻り、四十九日にはもう一度集い、仲間の結束を確かめ合う。そして結局喪が明けるのは一年後である。それまでは新しいことや派手なことは慎む。この期間は、〈悲しみのプログラム〉の影響で、集中力もなく失敗する可能性がある。慣れていないこと、新しいこと、大きな仕事はしないほうがいいという昔からの戒めなのである。

同じような区切りは、神道でも十日祭、五十日祭、一年祭に見られる。

つまり、いったん〈悲しみのプログラム〉が発動すると一年はその影響が続くと考えてい

い。その結果、気力がわかない、疲労しやすい、興味がわかない、楽しくない、決めきらないなどの症状が残るのだ。

しかし私には、これも〝うつ〟という危機管理プログラムの最終安全装置のように思える。うつは、疲労しきったからだがこれ以上活動しないように電源を切った状態である。つまりブレーカーが落ちているのである。復旧は徐々に始まる。しかし、〈悲しみのプログラム〉が最後まで、行動するのを抑えてくれるのである。回復の焦りを抑え、しっかり休養するのを確保するためだ。

リハビリ期は〝行動にうつれない〟〝生きがいがない〟〝自信がない〟がキーワード

とはいえ、本人にとっては長くつらい時期だ。

決断力がなくあれやこれやと迷っている。その結果行動に結びつかない。どの方策をとっても、失敗する結果しか頭に浮かばないからだ。行動しなければ、ただ葛藤が続くだけである。

そうこうしているうち、自分は何のために生きているのだろうという〝生きがい〟を考えはじめる。自分が社会に何の貢献もしていない。自分は家族のお荷物になっているだけ。そう感じるからだ。その結果、また考える。本を読む。考える。

また、もう一つのテーマは、〝自信〟である。自分は本当に治って、社会に復帰できるのだろうか。自分をコントロールできるのだろうか。二度とこんな苦しみに陥らないようにできるのだろうか。

〝生きがい〟にしても〝自信〟にしても、深く、深く考え込んでしまう。しかしこの二つは、考えて見出せるものではない。**行動して見出すものなのだ。行動し人と交わらなければ、なかなか感じられないものなのだ。**

ところが、その行動が出ないのがこの時期。だから苦しいのだ。

さらに、医者はもっと重症の患者に注意が向き、この時期のクライアントの悩みには、耳を貸してくれない。周囲も「早くよくなって、自分のことは自分でして」「早く仕事に復帰して」という期待をなげかける。誰もこの時期の本人の苦しさを支えてくれない。

その結果、〝魔法のドクター〟、〝魔法の薬〟、〝魔法の療法〟、〝魔法のカウンセラー〟を求める。本屋で見かけた認知療法が、魔法の療法に見えるのである。

第2章 ◆ これまでの認知療法で失敗するわけ

1　認知療法とは

認知療法は、物事に対する人間の反応を、認知、感情、行動の相互的な流れとしてとらえる療法である。カウンセラーは、クライアントの問題がどのようなパターンで生じるのか（行動）、その時にクライアントがどのような気持ちになるのか（感情）、そのような感情はどのような考え方の癖（思考）に基づくものなのかを、クライアントといっしょに探索していく。

よく見られる考え方の癖（認知の誤り）には、

・白か黒かの二つしかなく中間を認めない「二分割思考」
・何でも自分に関係する（自分が悪い、自分がいじめられている）という「自己関連づけ」
・一つの出来事で、全体がそうであると感じる「過度の一般化」
・悪いほうばかりを見てしまい、褒められても信じられない「肯定的な側面の否定」

などがある。

認知療法では、カウンセラーは、クライアントと共同して誤った認知を探し出し、それをクライアントに自覚してもらい、さらに、それを日々の宿題やアファーメイション（紙に書いたり、念仏のように唱えたりする自己暗示の一種）などにより定着させていく作業を行う。

うつ状態の患者に対しては、ベックの認知療法が有名である。

認知療法に関する本は多数出版されている。それを見て自分ひとりで試してみるクライアントも多い。クライアントは、自信を回復したいため、人の手を借りず自分の力でこの苦しみから立ち直りたいと考えている。だから本を読む限り、ひとりでもできそうなこの認知療法は、かなり魅力的に映るのだ。

しかし、それがなかなかうまくいかないのである。

2 認知療法での失敗事例（Aさんの例）

Aさんは、ある会社の中間管理職。昨年から胃腸の調子が悪くなる。漢方やヨーグルトなどを試してみたが、なかなか改善しない。そのうちに吐き気も強くなり、嘔吐の回数も増えてきた。少しでも食べ過ぎると戻してしまうのである。

病院へ行っても、どこが悪いかははっきりせず、一般的な胃腸薬をもらい、「ストレスに気をつけたほうがいいですね」と言われただけだった。

そのうちに仕事に出るのがつらくなる。仕事をしていても、落ち着かなくてすぐにタバコを吸いに出てしまう。あまり頻繁に席を開けるので、周囲から怠け者と思われていないかがひどく気になりだした。睡眠もとれなくなってきた。三キロほどやせてしまった。

職場のカウンセラーに相談したところ、精神科の受診を進められた。精神科の受診に抵抗のあったAさんは、それでもなんとか近所の心療内科を訪れた。

そこで軽いうつ状態と診断され、抗不安薬と睡眠導入剤を処方される。

しばらくしてカウンセラーのもとを訪れたAさんは、だいぶ良くなりました。これでなんとか乗り切れそうですと、カウンセラーに礼を言った。

カウンセラーは、うつ状態の回復は長くかかるので、薬は医者がやめていいというまで続けることなどをアドバイスした。

それから三カ月後、Aさんが再びカウンセリング室を訪ねてきた。顔には笑顔が浮かんではいるが、不自然であった。手には認知療法のワークブックを持っていた。Aさんは、申し訳なさそうに話しはじめた。

あれから一カ月ほど薬を飲みつづけ、症状はだいぶ緩和した。しかしなかなか完全にはすっきりせず、以前のようにバリバリと仕事ができない。以前のように「俺に任せろ」といえない。そんな自分をなんとかしたいと思っていたところ、インターネットで認知療法のことを知った。早速本屋で関連の書物を買い求め、一気に読む。なるほど、ここに書いてあるとおりだ。自分がうつを克服し、二度とうつにならない体質にするには、考え方を変えなければならない。薬や医者に頼ってばかりいてはだめだ。自分で自分の人生を切り開こう。俺は昔からそうして乗り越えてきたではないか。

Aさんは少々興奮して、そのときから、このワークブックに熱心に取り組みはじめた。薬も通院もやめてしまった。

ところが数日、数週間たっても、なかなかうつ気分は晴れない。意欲は戻らない。そのうちに、本のようにならないのは自分の根性がないからだと思えてくる。

また不眠が始まった。しかしそれも考え方を変えればなんとかなる、ここで薬を飲むのは苦しみから逃げることになり回復が遅くなる、ここで負けてはダメだと考えてしまった。

もう一度、本を読む。自分はこの人たちのようにできていない。少しも回復していない。やはり自分には能力がないのだ。それとも自分は認知療法が効かないほど病んでしまっているのかもしれない。いっそう不安がつのる。

そんな不安に耐えかねて、カウンセラーのもとを訪れたのだった。失敗した自分を責められるのではないかという不安もあったが、誰かに相談したかったのだ。

Aさんは、軽いうつ状態。疲労の度合いもそれほど深刻ではなかった。当初の指示どおり薬を飲み、数週間の休みを取っていれば、比較的短期間に回復できたケースであろう。しかし彼は、認知療法にはまってしまったのである。その結果彼の回復は、三カ月はずれ込むことになった。

なぜAさんは失敗したか

もともと認知療法は、論理的思考の強い欧米の、しかも知能の高い大学生とのかかわりの中で生まれた療法だといわれている。基礎となる考え方を変えれば、相互作用として感情も変わり、行動も変る。いかにも理論的でわかりやすい。また、考え方を変えるということは、すぐにでもできそうな気がする。魔法を求めているクライアントには、福音の書のように見えるだろう。

しかし、認知療法の〝考え方を変える〟とは、自分の自然な感じ方を、論理を用いて否定し、より都合のいい考え方を何回も何回も叩き込むことで身につけようとするものである。むしろ大変な労力を必要とする。決して魔法の療法ではないのだ。

また、もともと自分の中にある考えをいわゆる〝認知の誤り〟として指摘されるのは、あまり気持ちのよいものではない。議論は議論として割り切れる欧米の人ならともかく、日本人は、考え方を否定されると人格まで否定されたような気になるという素地をもっている。認知療法を用いたカウンセリングの場面でも、うわべでは「先生の言うとおりですね。間違った考え方ですよね。」と笑っているクライアントが、内心とても傷ついていることも多いのだ。

さらに、うつのリハビリ期の特徴を思い出してほしい。うつのリハビリ期は、行動に移れない、生きがいがない、自信がないという特徴があった。そのような状態の人が、自分の人生に長く染み込んできた考え方を変えようとするのである。元気なときでも、何回も失敗してようやく身につく作業。この時期のクライアントには、一回一回の失敗が、すでにもろく崩れやすくなっている〝自信〟にくさびを打ち込まれるように感じる。

また、本に書いてあるように効果があがらないのは、自分のやり方が悪いと考え、さらに努力しようとする。このサイクルが、せっかく回復しかけていた精神疲労をまた悪化させてしまう。よく、「うつの人には励ましはよくない」といわれるが、認知療法自体が過酷な〝励まし〟になっているケースが多いのだ。

さらに、「ひとりで生きていきたい」という〝自信〟を回復したいという思いや、「早く治って生きがいのある人生を見つけたい」という思いから通院や薬をやめてしまうのは、この時期の最も怖い落し穴である。認知療法は、その落し穴にクライアントを誘う。

三回戦ボーイがチャンピオンに挑戦する？

あるクライアントは、妻との人間関係を認知療法のテーマとした。カウンセラーとの会話の中で、自分が改善できる部分を探してみる。するといわゆる被害妄想的になってしまっている自分に気がついた。それならと、妻との接し方を具体的に想像してみる。

――よし、これならうまくいきそうだ。

行動することが大切だと、カウンセラーからも励まされている。

妻との会話をリハーサルしながら家路につく。

――妻の顔を見たら、まず落ち着いた声で今朝のけんかのことを謝ろう。きっと妻は、こう言うはずだ……。

期待と不安を抱えながら家のドアを開ける。

「遅くなっちゃったよ。今朝はごめんね。」

準備したとおり笑顔で話せた。そう、それでいいんだと思った次の瞬間、

「あなた、遅かったのね。また外で食べてくると思って、もう夕ご飯ないわよ。」

という妻の冷たい声。

――なんだ、その言い方は。俺がこんなに努力しているっていうのに。

なんとか怒りの言葉を飲み込んでいると、妻が追い討ちをかける。

「そうよ、朝の件だって、あなたが勝手だからこうなるのよ。」

機関銃のようにまくしたてる妻の言葉に、とうとうがまんできなくなったクライアントは、持っていたかばんを床に叩きつける。驚き、おびえる妻。

——妻は、うつから離脱する自分の苦労を少しもわかってくれない。俺だけが努力している。

クライアントの頭の中では、怒りの言葉が渦巻いていた。

クライアントは、そのまま部屋に閉じこもる。妻の泣き声が聞こえる。

——だめだ、あんなに練習したのに。俺は、認知療法もうまくできない。

もともとまじめなクライアントは、自己嫌悪にうちひしがれる。

認知療法は、自分の考え方の癖を正そうというものだ。カウンセラーとの会話の中で、あるいは自分自身の反省の中で、偏った思考パターンに気がつく。そしてそれを正して、行動しようとするのだが、右の例でも明らかなように、実生活場面では、相手がおり、仕事（課題）があり、時間的制約もある。

ある限定した条件で、やさしい課題に取り組むのなら、エネルギーが低下している今のあなたにでもできるかもしれない。しかし、いきなり実生活で試すのは、ボクシングを始めたばかりの三回戦ボーイが世界チャンピオンに臨むようなものだ。失敗して当然。その結果、自信回復どころか自己嫌悪感が大きくなってしまうだけなのだ。

結局、うつの回復期、リハビリ期に認知療法を導入することは、かなり慎重にならなければ、その副作用のほうが大きくなることを認識しなければならないのだ。本には、成功例ばかりを挙げているが、そんなにうまくいっている人ばかりではない。むしろうまくいかない人が多いという実態を知るべきであろう。筆者が、あるうつの当事者の会で「認知療法をやったことがある人」と問うて、一〇名の人が手を挙げたが、「それなりにうまくいったと思う人」という問いには、自信なさそうに一名だけが手を挙げた。それが現実である。

第3章 ◆ プチ認知療法を始める前に知っておくべきこと

1　うつの〝波〟とトレーニングする時期

トレーニングはリハビリ期に入ってから

先に説明したように、うつは四期に分けられる（二四〜二五頁図4参照）。最初に認識しなければいけないのは、**プチ認知療法を行っていいのは、リハビリ期に入ってからだ**ということである。

一刻も早く治りたい、自分の力で回復したいという思いは、回復期にもあるだろう。しかし回復期に必要なのは、トレーニングではなく休養と薬の継続である。この時期にトレーニングを行うのは、肩を壊した野球選手が、故障が回復しないうちに投球練習を始めるようなものだ。すぐにまたつぶれてしまう。

焦る気持ちはわかるが、ここはがまんのしどころ。認知療法によって休養や薬がないがしろにされることは、絶対避けるべきである。

野球選手は、肩の故障がほぼ治り通常の生活ができるようになってから、トレーニングを開始する。プチ認知療法も同じだ。回復期を過ぎ、リハビリ期に入ってからトレーニングを始めよう。

図７　リハビリ期の三つの段階

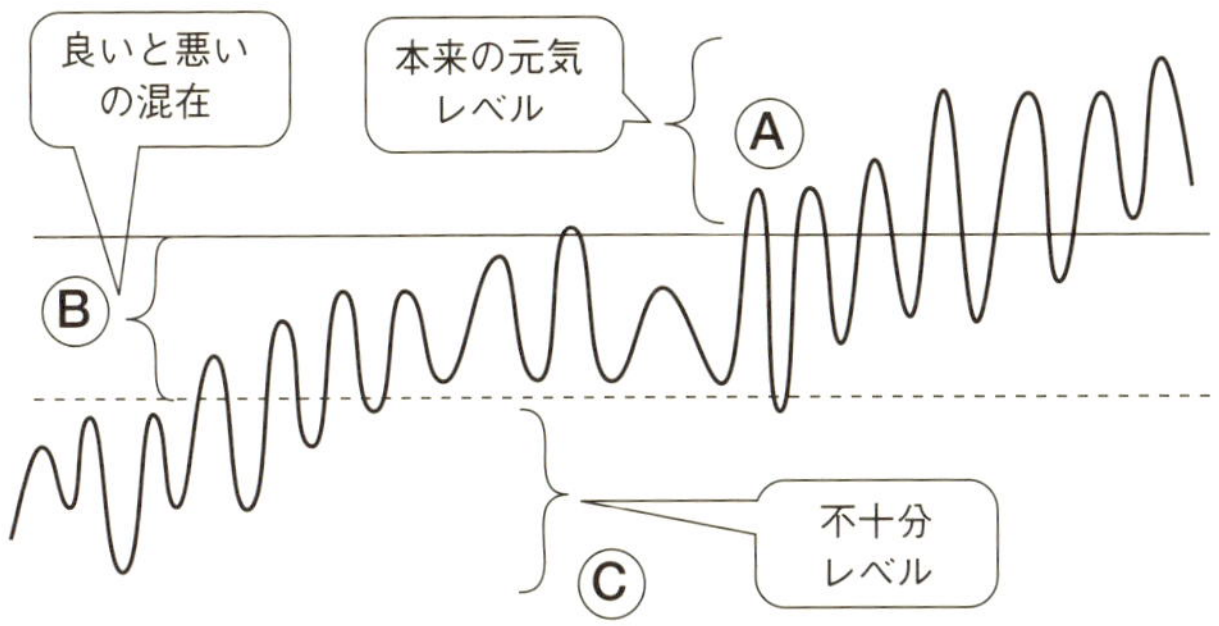

〝波〟にあわせてメニューを選定する

この時期の特徴は〝波〟である。エネルギーの高い時期にはうまくこなせるトレーニングも、低い時期にやると逆効果になる。

たとえば**図７**のⒶは、〝元気いっぱいレベル〟。この時期はかなり努力を要するものや、失敗する可能性の高いものでも取り組める。失敗しても「次にできればいいや」と受け流せるエネルギーがあるからだ。

一方**図７**のⒷは、少々落ち込んでいる時期である。このときは無理なくやれるもの、労力の少ないもの、達成可能なものに限定するべきである。リハビリ期でも調子の悪いⒸの時期は、回復期と同じように休養に徹する。

ところが、このⒷやⒸの時期は苦しく、「いつまでも治らないのではないか幻想」に憑りつかれる時期でもあるので、「何か（認知療法）をやって回復したい」という欲求は逆に大きくなっているかもしれない。その気持ちで、むずかしいトレーニングをすると失敗する。

トレーニングをするときには常に、スポーツのトレーニングのことを思い出すといい。疲労しきっているとき、調子の悪いときにヘビーな練習はしない。元気のいいときには、少々の負荷をかけてもいい。これと同じことを意識する。

またしつこいようだが、一度できたからといって、次の日もそのレベル、あるいはそれ以上のレベルができていないといけないという強迫概念をもってはいけない。

常に**図4**の〝波〟のイメージを保持してほしい。「三歩進んで二歩下がる」である。このペースを通過しなければ回復はない。私はクライアントの調子が直線的に上昇するとき、薬が合わないのかもしれない、あるいはその後に急激な落ち込みがくるかもしれない、ととても不安になる。自然ではないからだ。

2　〝悪い〟認知は悪くない

ここで少し、認知療法についての先入観を洗いなおしておきたい。

認知療法をざっと勉強した人の中には「うつ状態の偏った思考は〝誤った思考〟であり、日ごろからそのような思考をもつ人が、うつになりやすい」という先入観をもってしまう人がいる。

私は、認知療法を勉強しているクライアントには次の三点を事前に説明している。

【ポイント1】

「悪い思考（認知）は、あなた固有のものではなく、**症状である。**うつ状態になったら誰でもそうなる症状。感情のプログラムがあなたを守ろうとして、極端な考え方をさせているだけである。いわば、本来は有益なプログラムが誤作動しているだけ。だからその誤作動を解けば、いつものあなたの感じ方、考え方に戻れる。」

【ポイント2】

「しかも、あなたが〝悪い〟と考えている思考は、少しも悪くない。たとえば白か黒かの二分割思考。ピンチのときには、あれこれ考えるより、AかBかに大きく区別して、それに応じた行動をとらなければならない。つまり、二分割思考になりやすいということは、あなたが今ピンチに陥っているということを示すだけである。逆に、ピンチのときは二分割思考で考えないと、対処のタイミングを逃してしまうのだ。あなたが自分自身で変えたい、捨ててしまいたいと思っている思考は、実は危機においてあなたを守ってくれる〝ありがたい〟

思考である。」

【ポイント3】

「しかし現実の日常生活において、うつ状態のあなたは、その〝思考〟が過剰にはたらいて、余計な不安、必要以上の怒り、忘れたい悲しみに困っているだろう。そこであなたが本来のあなたに戻るまで、一時的にその苦しさを緩和させるために、考え方や、感じ方、行動のしかたの工夫をしてみよう。」

このような理解をしていないと、認知療法の進展が思うように進まないとき、「自分は、〝悪い〟思考をもっており、努力してもそれを捨てられない。うまくやれないのは自分のせいだ。自分自身の中の〝悪い〟ものを排除できない」と自己嫌悪が高まる。この説明は、そのような自己嫌悪を避けるため、必須であると考えている。

クライアントが希死念慮をもっているときも、同じような説明をする。

「うつ状態になると、死にたくなるのも当然、それも一つの〝症状〟だ。」

希死念慮への対応については、拙書『自殺の危機とカウンセリング』（金剛出版）を参考にしてほしい。

またリハビリ期に特有の〝生きがい〟に関する悩みも、同じように症状として取り扱う。

経験の浅いカウンセラーは、この時期のクライアントからしきりに「自分は何のために生きているのだろう」と訴えられると、〝人生〟や〝生きがい〟や〝命〟をテーマにカウンセリングを進めてしまう。これでは、この時期のクライアントの〝考え込む特性〟を進めるだけで、何のプラスにもならない。生きがいは、考えて出てくるものではない。

そこで、この時期の〝生きがい〟についての基本的考え方は、「リハビリ期には、生きがいや自信のなさを考え込む〝症状〟がある。元気になれば、それほど問題にならなくなる。考えてしまうのは仕方がないが、常に〝これは今だけの症状〟であることを認識しよう」なのである。

生きがい問題が、仕事をやめる、離婚すると発展するケースも多い。このときも同じように、そのテーマ、テーマを取り上げずに、「しばらく(通常半年)、棚上げしておこう。元気になったとき、すっきりした頭で判断しよう。」と問題を否定せず、しかしいま取り組みもせず、脇に置いておく作戦で対処する。

3 〝魔法〟はない

私が、この時期のクライアントに何度も何度も話す内容がある。それは「魔法はないですよ」ということだ。

苦しいあなたは、〝魔法〟を求めている。〝魔法の薬〟、〝魔法のお医者さん〟、〝魔法のカウンセラー〟、〝魔法の療法〟、そして、その方法で考えるだけですべてが楽になる〝魔法の思考（認知）〟……。

しかし、もともとうつ状態とは精神疲労だから、すぐには回復しない。疲労が回復するには時間がかかる。なんらかの手段で時間をかけずに回復した気持ちになっても、それは見せかけだけである。

だから原則は、医者を変えない。薬をやめない。何回も落ち込む（回数をこなして、上がっていく）。「急がば回れ」である。

〝魔法〟を求める気持ちは、支えてくれるものに対する過剰な期待でもある。期待が裏切られたとき、その対象を攻撃する。対象にぶつけるだけでは収まりきれない怒りは、自分にも向いてしまい、自分を責めてしまう。

だから、〝魔法〟を求める気持ちそのものは認めても、現実には〝魔法〟がないことを、何回も自分自身に言い聞かせよう。

4 要は〝バランス〟、動き(〝揺らぎ〟)の中で時間を過ごす

次章で紹介する「プチ認知療法」は、トレーニングである。トレーニングする内容は、あなたの行動であり、考え方、感じ方である。私のお勧めするトレーニングは、〝考えすぎる特性〟に配慮して、行動型、体感型が主体であるが、いずれにしても、自分のある性格、ある特性からそうでない特性へ移動させようとする行為であることには間違いない。

あなたは、ある特性のほうに一〇〇%移動させよう、移動させなければいけないと思うかもしれない。逆にいうと、もとの性格特性は一%もあってはいけないと思い込む可能性がある。まず、この思い込みを捨てよう。

考えてもみてほしい。どんな立派な格言も、極端になったら人間社会に通用しない。要は〝バランス〟である。

たしかに、あなたは問題にしている性格や考え方、感じ方のせいで〝苦しさ〟を味わっているかもしれない。しかしその苦しさは、あなたにとって比較的こらえやすい苦しさなのである。だからこれまであなたはその方法をとってきた。あなたは、あなたのその性格で乗り切ってきたのだ(「いろいろな自分を認めよう」六七頁参照)。

とはいえ今は、その乗り切り方の苦しさが大きくなりすぎたかもしれない。もしかした

ら、他の乗り切り方にともなう苦しさのほうが、まだましかもしれない。そういう時は、自分の行動の幅を広げるチャンスである。

しかし忘れてはいけない。決してこれまでの方法を捨てるわけではない。その他に新しい方法を身につけるだけだ。そして、その状況、状況に応じて使い分けよう。どちらかの方法に偏って生きるのではない。要は〝バランス〟。これを忘れないでほしい。

あるセミナーで、こう質問するクライアントがいた。

「私は、人を分析する癖をもっているのですが、これも残しておいていいのですか?」

私は即座に答えた。

「もちろんです。分析する癖はたしかに先入観をもつかもしれませんが、詐欺師にだまされないようにするには絶対必要な能力です。あなたの能力のタイトルを変えましょう。〝人を分析する癖〟ではなく、〝人を見極める能力〟です。その能力を発揮するTPOをコントロールしさえすればいいのです。その能力はこれまであなたをずいぶん助けてきました。その能力は、あなたの長所でもあります。それを一〇〇%捨ててしまっては、あなたでなくなりますよ。」

またあるとき、テレビで〝良い姿勢〟が紹介された。健康の基礎だという。私の友人がそれを見ており、次の日それを意識して生活しようとした。何をするときもその姿勢を崩さない。しかし半日ともたなかった。疲れてしまって、いつの間にかいつもの姿勢に戻っていた。

〝良い姿勢〟も、それで微動だにしなかったら、あっという間に筋肉が疲れて、結果的に健康に悪い姿勢になる。本当に長続きする良い姿勢とは、〝揺らいで〟いることが基本となる。一つの筋肉が疲れたら他の筋肉を使う。それが一番疲れない。

また、人は状況に応じて姿勢を変える。戦うときは、猫背で低い姿勢。相手に関心がないことを示すには、斜めにひねった姿勢……。〝良い姿勢〟とはＴＰＯで変わるのだ。人は生きている。ある一つの姿勢で固まっていることは不自然だ。揺らいでいることが大切である。

〝バランス〟と〝揺らぎ〟。この二つを常に意識しよう。

そして、極端な考えに走りそうになったら、もう一度この項を読み直してみよう。後で説明するが、四〇回は読み直してほしい。そうするとやっと自分のものになる。

5　できるだけ、誰かと一緒にトレーニングしよう

あなたは、ひとりでやりたい、ひとりで回復したいタイプかもしれない。それはそれで、とても重要なことである。ひとりでやり遂げることは、自信回復の近道である。

しかし、ここでも〝バランス〟が大切。

実は今の時期のトレーニングは、できるだけパートナーとともに行ったほうがいい。今のあなたの状態は、

・別人状態から立ち直ろうとしている（自分で自分の状態を確実に把握しにくい）

・〝波が〟ある

・行動に移りにくい

・自信がもてない

そして、

・早く治ろうと焦っている

……トレーニングが失敗する要素満載である。

私は、次のような理由から、トレーニングはひとりではなく誰かを支援してくれる人、できれば専門の医者かカウンセラーのもとで実施するのがいいと考えている。

まず第一に、いつからトレーニングを始めていいかの見極めがむずかしい。

先に、リハビリ期に入るまではトレーニングはしてはいけないと書いた。しかし実際、いつからリハビリ期なのかはよくわからない。

そこで、あなた自身をよく観察してくれている人に、アドバイスをもらうべきである。もちろん、その人もそれが完全なタイミングであるということは保証できない。むしろ、第三者の目から見てもだいぶ回復してきたという感じがでてきてから、という程度のことである。しかしひとりで決めると、焦りも手伝い、往々にして回復期の中間ぐらいからトレーニングを始めてしまいがちなのである。

第二に、早く回復したいあなたは、昨日できたことをどうしても今日の自分にも要求するだろう。そのとき、誰かに〝波〟を観察してもらい、調子の悪いときにはトレーニングをやめるとか、質を変えるなどのアドバイスをもらいたい。

第三に、トレーニングは一言でいうと〝バランス〟の修正である。

壁にポスターを貼ろうとするとき、床に平行にポスターが貼られているかどうかは、すこし離れて見ていてくれる仲間がいたほうがやりやすいし、正確でもある。トレーニングは一人でやると、どうしても偏った方向に考えが進みやすい。誰かと話すことによってそれを修正する必要がある。

第四に、基本的にどんなトレーニングでも挫折しやすいし、落ち込みやすい。しかもうつからの回復は、長期戦。ダイエットや受験勉強と同じようなものだと理解してほしい。そのような長期戦のトレーニング、しかもその効果がなかなか目に見えにくいトレーニングは、できれば誰かと一緒のほうが根気づよく続けられる。

これらを総合すると、トレーニングは経験豊富な優秀な指導者のもとでやるのが望ましい。

しかし現実には、認知療法を専門とする医者やカウンセラーが近くにいない場合、見つからない場合がほとんどだろう。むしろ本書はそれを前提に書いている。その場合は、同じ苦しみをもつ、うつ病の当事者の会でもいい。仲間を見つけていっしょに取り組もう。インターネットなどを通じて、同じ苦しみをもつ者と連絡をとりながら始めてもいい。

家族がパートナーとなってくれる方法もあるが、なかなかむずかしい。自分の子どもに勉強や習い事を教えるのがむずかしいのと同じだ。つい、がんばらせてしまう。家族以外の友人などに支援してもらうほうが無難だ。

私が最も勧める方法は、信頼できるカウンセラーを見つけて、本書を渡し、パートナーとなってもらう方法である。これなら、あなたと適当な距離を保ちながら、あなたを支えてくれるだろう。

6 どうしてもひとりでしかトレーニングできない人

とはいっても、家族以外に仲間や支援してくれる人、カウンセラー、医者がいない場合、ひとりでやらざるをえないこともあるだろう。この場合、最低限日記やメモをつけることを勧めている。文章にすると、少しだけ客観的に自分のことを見つめられる。そして、本書を何回も何回も読みながらトレーニングを進めることだ。「この本の筆者だったら、今の自分にどうアドバイスするだろう」と、自問自答しながら進めてほしい。

私は、すべての心裡療法には、次の四つの視点でチェックが入らなければならないと考えている。

①今のクライアントの回復レベルに適合しているか
②そのクライアントの性格能力などの特性（ねばり強いかあっさりか、思考中心か感覚中心か、マイペースでやるかタイプか誰かに引っ張ってもらうタイプか、……など）に適合しているか
③クライアントを取り巻く環境（時間、資金、周囲の人の支援、仕事環境）に適合しているか
④カウンセラーは、その療法をうまく指導できるか

もし、あなたがトレーニングを始めても、うまくいかない感じが出てきたら、この四つのチェックを思い出してほしい。

今のあなたの環境では、トレーニングの効果より、副作用（逆効果）が大きいのかもしれない。そのときは、あっさりトレーニングをやめてしまおう。あなたの運命の中で、この時期、このタイミングでプチ認知療法を取り入れるのは、適当でないということだ。

要は、〝バランス〟。おそらく今は、まだ休憩と投薬の時期だろう。本当にプチ認知療法があなたに必要なら、自然と右の四つが整ってくる。それまでは、無理をして人生の〝バランス〟を崩してはいけない。

7　この時期のトレーニングに必要な特性

次の章では具体的なトレーニングの方法を紹介するが、その前にこの時期のトレーニングが、どのようなねらいをもっているのかを説明しておく。というのも、紹介するトレーニングは〝大筋〟であり、それぞれの特性でアレンジ（工夫）しながら進めなければいけないのだが、トレーニングの組み立てのねらいをよく理解しておかないと、アレンジしたときにねらいまで変化してしまうおそれがあるからだ。

〈新しい思考や感じ方を覚えるための〝場〟〉としてのトレーニング

新しい思考、新しい行動パターンを覚えるには、練習が必要だ。うまくならないうちに実践に臨むと失敗して、かえって落ち込むだけである。

ゴルフを始めるとき、あなたはいきなりコースに出ることはないだろう。まず練習場でボールを打ってみる。できればコーチに教えてもらう。自分のフォームをビデオにとって自分で反省する。そんな〝場〟が必要だ。

プチ認知療法で紹介するトレーニングは、これまでそれが極端になり、苦しさを感じていた思考、たとえば、

・相手のことを意識しすぎて、自分の感じ方を大切にできない
・極端になり、中間で満足できない
・あること（結果）が不安になり、落ちついて作業を進められない

などを少しずつ意識的に放棄し、新しい思考や感じ方に慣れていく〝場〟を提供する。

実践ではないため、ゆっくり自分のペースで進められるし、失敗しても他人から攻撃されることもない。

つまり、トレーニングは苦しい思考法に気がつくだけでなく、それをからだで覚える場であることを意識してほしい。

〈回数をこなす〉トレーニング

からだで覚えるためには、一回の行動（考え方、感じ方）の質を求めるのでなく、何回も何回も繰り返すこと、つまり数を重視することが必要だ。

この時期、あなたはどうしても〝魔法〟を求める。頭では長くかかるものだと思おうとしても、こころの奥底ではすぐ治りたいと切望している。トレーニングをしても一回一回の効果が見えないと、すぐ落ち込んでしまう。その一回のトレーニングに時間と労力がかかる場合はなおさらだ。

この時期のあなたには、〝魔法〟ではなく〝慣れ〟が必要なのだ。この長い停滞期はあなたが社会に慣れるための準備時期なのである。慣れるには時間と経験が必要だ。

だから今のあなたには、一回で大きな変化があるトレーニングより、大きな変化はないが、数をこなすことにより活動できる状態に〝しだいに慣れていく〟ことを支援するトレーニングが重要になる。

いっきに治ってしまうと慣れが形成されないため、底が浅い、表面だけの回復になってしまう。回数をこなせるためには、そのトレーニングが簡単であり、時間を取らず、気楽に実施できることが必要だ。

考えるより〈感じる〉トレーニング

認知療法は、本来は考えることを重視する。しかし今のあなたはすでに考えすぎる傾向がある。少々頭でっかちだ。むしろ考えすぎは行動を抑制する。

それよりこの時期は、〈感じる〉ことのトレーニングを重視したい。というのも、うつの特徴である〝わけのわからなさ〟から、あなたは自分の感覚を信じられなくなっている可能性があるからだ。

そこで、〈感じなくなっている〉〈感じても信用しなくなっている〉傾向を少しずつ改善しなければならない。自分の感じが信用できない限り、自信は生まれようがないからだ。

〈感じる〉トレーニングで、体感や内面の感覚に敏感になろう。するといろんなことに気がつき、それで苦しさがなくなることも多いのだ。

不安は、思考の中で増殖する傾向がある。不安の波に襲われたとき、〈感じる〉トレーニングがその悪循環を止めてくれることもある。だから、認知療法だとは言え、決して思考ばかりに注意を向けないでほしい。

〈行動に移す〉ことをねらいとしているトレーニング

この時期、〝うじうじ考えて行動に移れない。行動に移れないからまた考えてしまう。行動に移れないから自信も生まれない〟という特性があった。そこでこの時期のトレーニングは、考えることを重視するより、行動することを重視することが必要になる。行動するためには、決断と勇気が必要。その二つを助けるトレーニングである。

私の尊敬する上司が「一〇〇万回いいことを思いついても、それを行動に移さなければ何も思いつかないのと同じだ」と教えてくれた。だから、あなたがトレーニングを自分なりに工夫するときも、行動に移しやすいという視点を忘れないでほしい。

〝バランス〟つまり〈適当〉を覚えるトレーニング

回復の焦りと不安は、あなたを極端な思考に走らせる。

〝魔法〟を求めて、いろいろな人生訓や宗教の教え、勧められる食物、評判のいい運動に没頭するかもしれない。

苦しければ苦しいほど何かを求める。それは自然である。「溺れるものはわらをもつかむ」のことわざのとおりだ。しかし、今のあなたはもはや溺れてはいない。ただ溺れた恐怖を忘れられないで、泳ぎ方がぎこちなくなっているのだ。

今のあなたに必要なのは、ついつかんでしまう〝わら〟を離すことだ。人があることができるようになるために、先人がコツを伝える。

たとえば、テニスのコーチは、力が入りすぎた人にはラケットをゆるく持つことを指導し、逆に球筋が定まらない人には、ラケットを持つ手首を固定することを指導する。現場で個人を指導するときはその個人に応じたアドバイスができるが、そのコーチがテニスの教本を書くとき、「初心者は、ラケット面を安定させるため、手首を固定させたほうがいい」と書く。

本に書かれていることは絶対と思う人は、それを信じて、もともとがちがちだった手首に「固定が足りないんだ」と、さらに力を入れてしまう。その結果、その人のテニスはひどいものになってしまう。〝わら〟をつかんで離せなくなるのだ。

覚えておいてほしい。すべてのアドバイスは極端に表現されている。すべてがそのアドバイスどおりにはいかないのだ。

あなたには、一つのアドバイスを〝わら〟として握りしめるのでなく、まず試してみて、自分の状態に合うか合わないかを冷静に見極めてほしいのだ。少しずつ取り入れて、やりすぎたら元に戻す。玉乗りのように〝バランス〟をとってほしいのだ。

この時期のトレーニングには、そんなバランス感覚を鍛える要素が必要だ。どちらか一方に決めてほしいという願望があるだろうが、バランスをとりつづけるのがトレーニングであると理解してほしい。

さて、このことはトレーニングをすること自体にもいえる。

今のあなたはまだ疲れやすい。トレーニングが効果があると思っても、やりすぎては疲労をためてしまう。適当なところでやめなければならない。ろうそくの火を消さずに運ぶレースを想像してほしい。急ぎすぎては元の木阿弥だ。

あるいは、あるトレーニングがあなたに合わないとする。これを乗り越えなければ回復はないと、かたくなに思い込んでいる状態は、〝わら〟を離せていない状態だ。

何回かやってみる。合わなければ、他のものを試してみる。泳ぎ方は一つではない。だから、あまり大げさなトレーニングではなく、簡単にできて、簡単に捨てられる〝うす味〟のトレーニングであるべきだ。

第4章 ◆ 使えるプチ認知療法

1　まず、失敗しよう。数をこなそう（マジカル40）

紹介する最初のトレーニングは、「マジカル40」。別名「四〇〇回、四〇回の原則」ともいう。

これには決まったやり方はない。トレーニングといえるかどうかも微妙なところだ。しかし、とても重要なので最初に紹介する。

「四〇〇回、四〇回の原則」というのは、全くの私の経験からの原則で、科学的なものではない。しかし、私のカウンセリングの現場ではなかなか説得力がある。それは、「人は、自分を変えようとするとき、四〇〇回の刺激を受け、四〇回失敗して初めて変化する」という原則だ。

自衛隊では、団体の目的を達成するためにさまざまなルールがある。その中には一見何の意味のないように見えるものもある。たとえば敬礼だ。新しく自衛隊に入った隊員は、意味がわからなくとも、食堂に行くまでの数十メートルで、何人もの上級者に敬礼しなければならない。四〇〇回敬礼するのに数日とはかからないだろう。あっという間に〝上級者を見れば敬礼する〟行動が身につく。

また、脱いだ服を自衛隊流にたたむことは、なかなか身につかない躾のひとつだ。しかしそのたびに指導され、二カ月経つころ（風呂場で四〇回の失敗を経験するころ）には、初めてもらう給料で若い男子の欲求を発散させようとするその場でも、自然に〝服を真四角にたたむ〟行動が出てしまい、「あら、自衛隊さんなのね」と、事情通の相手から笑われてしまうのである。

四〇回、四〇〇回とは、そんな経験にもとづく数字なのだ。

完璧主義の人は、「一回言ったら（一回の刺激で）すぐできるのがあたりまえ」という認知をもっていることが多く、それを他人にも要求しているし、自分にも要求する。そこで、何回かトレーニングしたにもかかわらず、日常の生活の中で三、四回失敗した自分を許せず、めげてしまうのだ。

私は、失敗した回数を少なくとも四〇回数えてくださいとお願いする。実際には二〇回も数え続けた人はいない。それ以上は気にならなくなるようだ。これがもし、「変化するまでは、相当長い期間が必要です」という漠然とした励ましだったとすると、そんなに長い間努力するのかという思いがおこり、やる気が持続しない。また「一〇回で変わります」という説明だと、五回失敗した時、あと五回しかないと焦ってしまう。四〇回はそのような微妙な数字なのだ。

トレーニングをやってもうまくいかないとき。落ち込んでしまうとき、あなたは自分自身にこう言ってほしい。

「大丈夫。まだ頑張って、三七回失敗しなきゃ。」

それでももし、あなたがこれから伝えるトレーニングを続けていて、四〇回失敗してしまったらどうすればいいのだろうか。

四〇回失敗しても、気に入っているトレーニングなら続ければいい。やり続けることに大変な苦労がいるのなら、あっさりやめるべきである。

私が学生のころ、「血へどを吐くまで発音の練習をしろ」が口癖の、とても厳しいロシア語の先生がいた。宿題も多いうえ、少しでも間違えると罵声を浴びせられる、とても緊張した授業だった。一週間が先生の授業を中心に回っているといってもおかしくなかった。

その先生が、あるとき意外なことを言ったのである。「男子が一年間、死ぬ思いで取り組んでものにならないことは、もともと自分に合わないということだから、すぐにやめるべきである。人生の無駄づかいをしてはならない。」

四〇回やってだめだったら、その〝感じ〟や〝考え〟はあなたに染みついていて、変えられないものだということ。それを変えるのではなく、生かす、共存する方向で考え直さなければならない。

ロシア語はほとんど忘れたが、あの一言だけは今でも強烈に残っていて、何かにしがみつきそうな私を〝離陸〟させてくれる。何か（たとえば自分を変えようとするこだわり）を捨てられたら、それだけでも大きな前進だ。

2　いろいろな自分を認めよう

あなたの中の分身を認めてあげる

「最近、本当の自分ではないのです。」と相談にきたクライアントがいた。

「本当の自分ってどんな自分？」

「私、本当はもっと何でも口に出しちゃうほうなんです。でも今の仕事についてお客様と接しているうち、とても不自然に対応している自分に気がつくのです。」

と彼女は、いかに自分が会社で気を遣っているのかについて話をしてくれた。客ばかりでなく上司にも同僚にも気を遣い、家に帰り着くとただ蒲団にもぐりこむだけ。以前のように休日のショッピングにも行かなくなったという。

「本当の自分に戻りたいんです。」

彼女がまだそれほど深刻な精神疲労に至ってはいないと感じた私は、まず彼女が抱いている〝本当の自分〟という幻想をテーマにすることにした。

「本当の自分になれるには、どうすればいいの。」

「もっと、気楽な会社に移ればいいと思います。」

「なるほど。それで、そう思っているのにそうしないのは……？」

「だって今辞めたら、雇ってくれるところなんてそんなに簡単には見つからないですよ。今の会社はお給料もいいし、家からも近いし……だからがまんしているんです。」

「なるほどね。ということは、会社にいると疲れるけれど、それでも会社を辞めるとデメリットも大きい、とあなたは思っているわけだよね。さっき、がまんしている自分は本当の自分といったけれど、では会社を辞めるとデメリットがあると思っている自分は本当の自分、うその自分？」

「そう思っているのも、本当の自分だと思う。」

「うん、うん、きっとそうだよね。そうすると困ったな。本当の自分は、もっと気を遣わない職場に行きたいと思っている。でもそうすると生活できないぞといっているのも本当の自分。ということは、こう考えてもいい？　あなたが『最近本当の自分ではない』と言ったのは、気を遣いすぎて疲れている自分と、会社を辞めたら困るぞと教えてくれる自分が二人いて、その意見が合わない状態。というより、現実には会社を辞めるなという自分が強くて、もう一人の自分が余計にがまんしている状態なんだと。」

「そうかもしれない。うん、そういうことだと思います。」

このように〝本当の自分〟ではないと感じるとき、ほとんどの場合、複数の自分がうまくかみ合わないで、ある自分ががまんしている状態を表現していることが多い。大体の場合そのがまんしている自分とは、自由にしたいとか、大切にされたい、安心したい、もっと気楽にやりたいなどの欲求のことを表しており、現実に生きている限り、それらがすべて思うようになることはほとんどない。つまり〝本当の自分〟は幻想なのである。

〝本当の自分〟などがあるわけではなく、あるのはどれもあなたを支えようとする複数の気持ちだ。〝本当の自分〟幻想は、ある特定の気持ちを否定する発想だ。つまり自己否定。このような幻想にしがみついていると、精神疲労状態からの回復が遅れてしまう。

そこでまず、自分の中に複数の〝自分〟、つまり分身がいることを確認しよう。それにはエゴグラムという心理テストを活用するのが手っ取り早い（図8）。

エゴグラムは、五〇問から一〇〇問程度の設問に対し、「はい」「いいえ」「どちらともいえない」のいずれかの回答を行うことにより、個人の性格の傾向を知ろうとする心理テストの一種である。カウンセリング心理学の交流分析という手法を応用したものだ。

交流分析はフロイドの精神分析を現代版に焼き直し、わかりやすく使いやすい形にまとめ

（図 8 つづき）

		CP	NP	A	FC	AC
31	終わってしまってから後悔することが多い					
32	無責任な人を見ると，許せない気になる					
33	筋道を考えて判断できると思う					
34	部下や同僚からよく相談を受ける					
35	相手の顔色や言うことが気になる					
36	世話好きで部下や後輩の面倒をよくみる					
37	物事を冷静に考えることができる					
38	自分が悪くもないのに，すぐ謝ってしまう					
39	言いたいことは，遠慮しないで言ってしまうほうだ					
40	がまん強いほうだ					
41	責任感が強く，一度決めたら最後まで頑張る					
42	困っている人を見ると，何とかしてあげないと気がすまない					
43	十分計画を立ててから実行する					
44	遠慮がちで消極的なほうだ					
45	遊びの雰囲気に抵抗なくとけ込める					
46	人の長所によく気づく					
47	情報を集め分析してから，考えるほうだ					
48	人前に立ったときでも，あがらないほうだ					
49	他人に厳しいが，自分にも厳しい					
50	人見知りすることなく，だれとでも仲よくなれるほうだ					
	○を 2 点，△を 1 点，×を 0 点として縦の列の合計点を記入→					
		CP	NP	A	FC	AC

採点結果を，下のグラフに記入

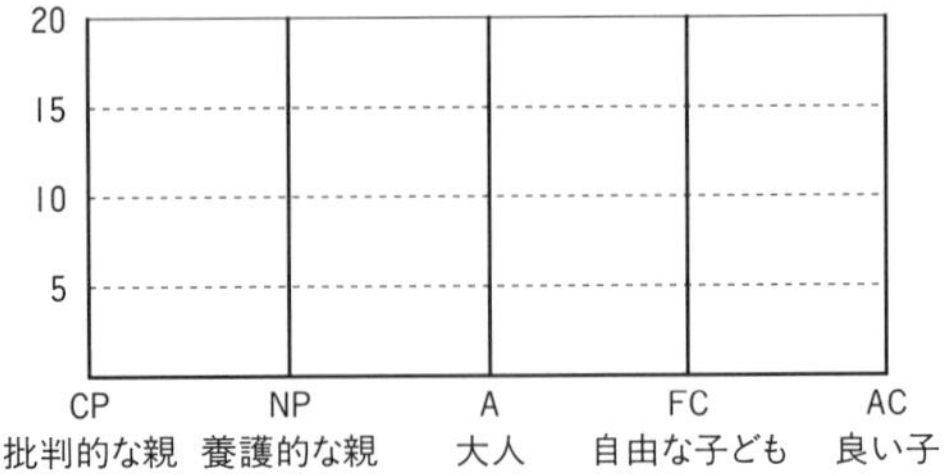

図 8　エゴグラム

氏名＿＿＿＿＿＿＿＿＿＿　実施年月日＿＿＿＿年＿＿月＿＿日

下記の問いに対して「はい」は○，「いいえ」は×，「どちらでもない」は△印を白枠の中に記入してください。△は，なるべく避けてください。採点結果を右のページのグラフに記入してください。

1	周囲の人の意見に振り回されることが多い					
2	部下や後輩を厳しく指導する					
3	「わあー」，「すごい」，「へえー」などの感嘆詞をよく使う					
4	料理，洗濯，掃除などが好きだ					
5	何事も事実にもとづいて判断する					
6	自分で決めたことは最後までやらないと気がすまない					
7	自分は活発で行動的だと思う					
8	間違ったことに対して間違いだと言う					
9	人をほめるのがうまい					
10	劣等感が強いほうだ					
11	相手が感情的になっているときでも冷静に接することができる					
12	自分のほうから先に，明るくあいさつする					
13	話すとき，数字やデータを使って話す					
14	だれにでも，気軽に話すことができる					
15	能率よく仕事を片づけていくほうだ					
16	一般にしつけは厳しいほうがその人のためになると思う					
17	気分転換が上手なほうだ					
18	不愉快なことがあっても口に出さず抑えてしまう					
19	相手の話にすぐ共感する					
20	規則や社会のルールを守らない人を見ると腹が立つ					
21	自分の意見を主張するより妥協するほうだ					
22	人にごちそうするのが好きだ					
23	人の不正や失敗に厳しいほうだ					
24	利点，欠点があるとき，なかなか決心がつかないほうだ					
25	人のために尽くすのが好きだ					
26	わからないときは，わかるまで追求する					
27	物事を明るく考えるほうだ					
28	与えられた仕事は最後までやらないと気がすまない					
29	自分が，人からどう評価されているかとても気になる					
30	ジョークを言ったり，冗談を言うのがうまい					

たもので、多くの学校、企業、病院等でも活用されている。細部は専門書に譲るとして、七〇〜七一頁のテストをやってみよう。

エゴグラムでは、人のこころのはたらきを五つの気持ちに区分して説明する。エゴクラムの指標（五つの気持ち、分身）は、CP（Critical Parent：批判的な親のこころ）、NP（Nurturing Parent：養護的な親のこころ）、A（Adult：大人のこころ）、FC（Free Child：自由奔放な子どものこころ）、AC（Adapted Child：良い子のこころ）であり、それぞれ強さのバランスが、その人らしさ、性格として表れる。

〈CP：批判的な親〉

CPは、自分の中にある厳しい父親のようなこころ。あれをしてはダメ、こうあらねばならぬと思うこころで、自分にも他人にも厳しいこころである。この道徳尺度は、自分が育った社会や環境の中で〝正しい〟と教えこまれてきたものであり、論理性や時間的・地域的普遍性が乏しいことが多い。つまり個人の思い込みである。たとえば九州地方出身の年輩の男性は、CPの中に「家事は女性がやるべきである」という尺度をもっている人が少なくない。この尺度は今や前時代的なものになりつつある。公の場でこの尺度を表明しようものなら、セクハラになってしまう。

いずれにしても、合理的な理由はともかく「ダメなものはダメ」と感じる気持ちであり、一般的にいわれる〝価値観〟という概念にも近い。この指標が強いと、自制にそれほど努力をしなくてすむ。逆に、その人の価値観にそぐわないことをしてしまうと、罪の意識を感じるもととなる。

〈NP：養護的な親〉

NPは、自分のこころの中にある世話好きの母親のようなこころである。相手のことを思いやる、相手が喜ぶことをするというのがNPの中心の気持ちだ。

このため、この気持ちが強い人は、自分の行動によって影響の及ぶ相手の気持ちを考えて、自分の行動をコントロールするのである。

〈A：大人〉

Aは知性が発達するにしたがい機能しはじめる、文字どおり大人のこころである。状況を客観的にとらえ、論理的に推理し、感情に流されずに行動するこころのはたらきだ。

このため、この気持ちが強い人は、「これをやったらこういう結果になる」という想像力・イメージアップ力で、衝動を抑えるのである。

〈FC：自由奔放な子ども〉

人間が動物として生きていくために必要な活動は、快・不快によってコントロールされる。食事や排便や性行為は快感をともなっているし、人間の生存にあまり適さない温度や湿度の環境は、不快をともなう。快を求め不快を避けることは、人間が動物として本来もっている性質であるが、このこころがＦＣである。生まれたばかりの赤ちゃんは、泣きたいときに泣き、眠りたいときに眠る。ＦＣを妨げるものはない。しかし社会的に生活するようになると、自分の欲求をストレートに表現してばかりでは社会に適応できなくなる。そこで、このＦＣの欲求を他の指標で抑えるようになる。その抑え方のパターン（五つの指標のバランス）がエゴグラムで表れるその人なりの性格といえる。

ＦＣの指標の高い人は、明るく元気な人が多いが、性格的に〝楽しいこと〟に弱いタイプで、自制に関してはもっともエネルギーを使う人であろう。

さてこのＦＣの欲求は、他のＦＣの欲求でがまんされることもある。どうしてもたばこをやめられなかった人が、あるきっかけで始めたジョギングの魅力にとりつかれ、いつのまにかたばこをコントロールするようになった場合がこのパターンである。

〈ＡＣ：順応する子ども〉

いわゆる大人からみて〝良い子〟でいようとするこころである。人は生物学的早産といわれ、生まれたばかりの状態では何もすることができない。子ども時代も親にすべてを依存しているといっても過言ではない。生まれたばかりの無力な子どもは、親の関心・愛を得ることが「生きていける」と感じる前提となる。このため、親をはじめとする周囲の人間から受け入れられるような、愛されるような自分になりたいという気持ちが存在するのだが、これがACである。結果的に他人やその場の雰囲気に合わすことが上手になる。

ACが高いと、他の人に嫌われたくないという気持ちが強くなる。他人にどのように評価されるかが気になり、そのプレッシャーから自分の行動が規制される。


この五つの指標は、あなたの五つの分身だ。どれもあなたを守ろうとしている。あなたがよりよく生きるのをサポートしようとしている。〈感情のプログラム〉があなたを守ろうとしているのと同じだ。だから、自分にはある指標、たとえばFCがないという人はいない。もしテストでその指標が零点だとしても、それはあなたが意識していないだけのことだ。

さて、あなたのテストの結果を見てみよう。

CPとAが高い人、FC一つが飛びぬけて高い人、NPとACが高い人……、いろんなパターンがあるだろう。どれが良くてどれが悪いということはない。それがあなたの基本的な〝バランス〟だということだ。

たとえば、人が交通事故を目撃した場合、いろいろな反応をする。CPの高い人は、「だからこの交差点は危ないと言っていたんだ。行政の怠慢だ」と怒り、NPの高い人は、負傷者のことを心配し、Aの高い人は、「なるほどあそこでスリップしてこうぶつかったのか」と原因を分析する。一方FCの高い人は、熱心な野次馬となり、ACの高い人は、その野次馬の中にいる自分が知人に見られていないかと心配になる。

これらの心理と行動は、実は多かれ少なかれ誰のこころの中にもあるのだ。しかし多くのこころ（分身）をもちながら、身体は一つなので、現実的な行動はすべての分身を満足させることができない。エゴグラムで表されているバランスは、あなたがどのような割合で、分身を満足させているかを表しているともいえる。そしてそのバランスは、これまでの人生の中であなたが経験的にもっともうまくいくと学習してきたものなのである。

たとえば自分が、既婚の異性を好きになったとしよう。CP（批判的な親のこころ）が高い人は、「不倫は良くない、人の道から外れる」という信念からがまんできる。NP（養護的な親のこころ）が高い人は、自分の配偶者の悲しみを思ってがまんする。A（大人のこころ）の高い人は、慰謝料のことやその後の生活のことを想像して自制する。FC（自由奔放な子どものこころ）の高い人は、他に好きな人ができたとき、結果的に自制できる。AC（順応する子どものこころ）の高い人は、そのことで周囲から白い目で見られることを恐れ、がまんするのである。それぞれの個性で乗り切っているのだ。

見方を変えれば、エゴグラムのバランスは、ある状況において、その人がどの指標をどれぐらい満足したときに最も落ち着くかということを表している。

たとえば、仮に**図９**①のようなエゴグラムパターンの人（Bさん）が、レストランで頼んだ料理に髪の毛が入っていたとする。同僚に「あ、髪の毛が入っていた」と言ったものの、NP、ACが高い彼は髪の毛のことを店の者に告げることができず、その料理を食べてしまった。この時一緒にいたCさんの、エゴグラムパターンは**図９**②である。Cさんは高いCPで、この店を許せないと感じ、さかんに「店に文句を言えよ」とBさんをせきたてる。いくらせきたてても行動に移さず、食べてしまうBさんに憤りさえ感じる。

さてここで考えてみよう。仮にCさんの勧めのようにBさんが行動したら、Bさんは幸せであろうか。Bさんは、店の人に文句をいうとき、うまく言えないかもしれない。うまく言えたとしてもその店にいる間中、店の人が気を悪くしなかったかどうかが気になる。そしてもう二度とその店を利用できなくなるだろう。その人の性格（エゴグラムのバランス）によって、その人が心地よく、安心できるという解決方法が変わってくるのだ。

もちろん、その解決方法は万全のものではなく、なんらかの苦しみをともなう。この例でいえば、Bさんは、髪の毛の入った料理を汚いなと思いながらも食べなければならなかった。他人から見ると、どうしてそんな苦しい解決方法を採るのと思うかもしれないが、Bさんにとっては、他の苦しみよりも耐えられる苦しみなのである。

図9　エゴグラムのバランス

①Bさん

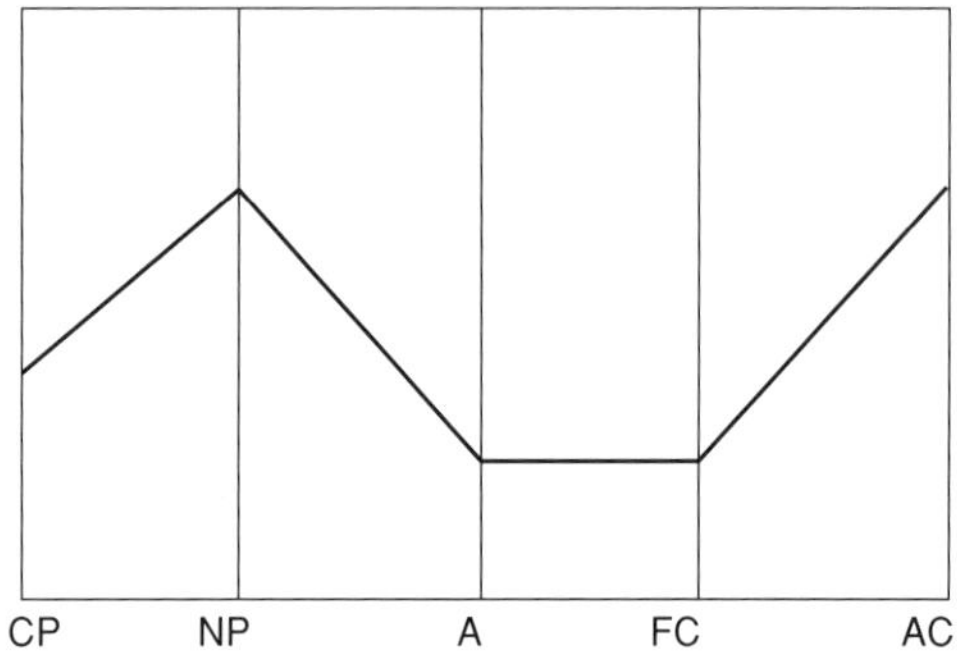

②Cさん

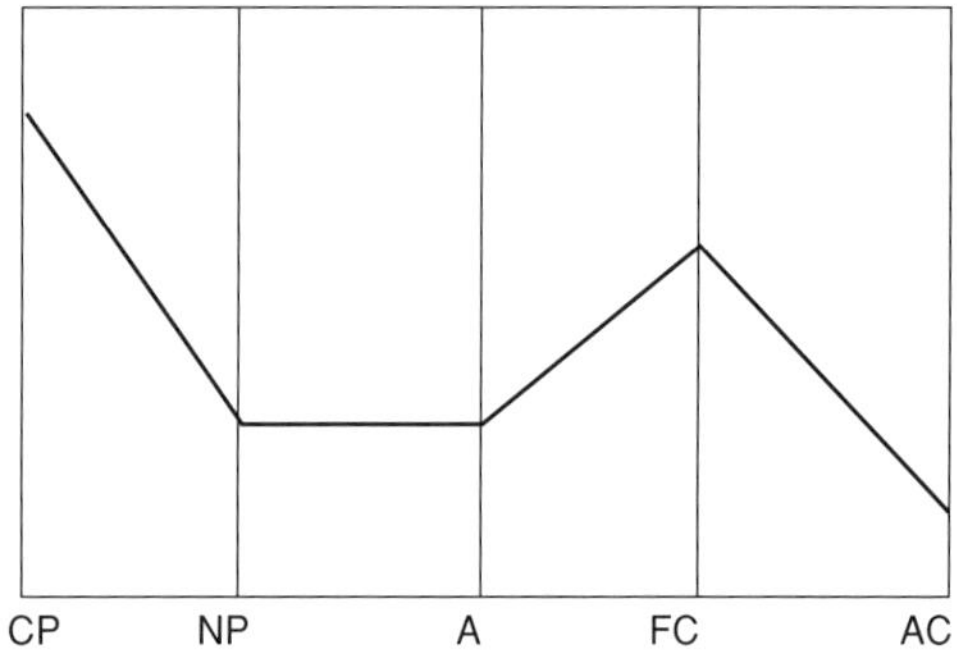

Bさんは、自分の気の弱さが嫌になることもあるだろう。もっと強気の自分になりたいと思うかもしれない。〝本当の自分〟の幻影である。

うつからの回復に際して焦りや不安を抱えるあなたは、自分の性格が嫌いかもしれない。もっと明るかったら、もっと太っ腹だったらと願い、細かいことにくよくよする自分が嫌いかもしれない。しかし、それも含めて全部のバランスが〝本当の自分〟なのだ。

あなたの嫌っている〈人を気にしてしまう性格〉〈細かいことを心配する性格〉〈人に頼まれると嫌といえない性格〉などは、これまでの人生であなたを必死に守ってきた分身なのだ。つまり、極論すれば自分自身なのである。

あなたが、自分の性格を変えたい、変えなければならないと幻想を抱きつづける限り、自分に対する自信は生まれない。ただ単に自分を攻撃しているだけだ。

第一、疲れきったからといって、これまであなたを守ってきたそれらの忠臣を悪者扱いするような不届きな輩には、〝神様〟が味方してくれるわけはない。だからまず、今あなたに苦しさを与えている〝感情〟や〝欲求〟すべてに対して、「あなたを守ろうとしている分身」であることを認めることから自信回復計画を始めよう。

さて、このエゴグラムと認知療法との関係を付け加えておく。

A（大人のこころ）が高い人。この人はもともと知性で自分をコントロールしてきた人だ。

その経験からも「認知療法」にはまりやすい。本来の自分であれば、認知療法の効果が最も期待できる人だろう。しかし今のあなたは本来のあなたではない。まだ〝別人〟が入っている。知性の力で自分をコントロールするパワーがないのだ。つまり今は、自分自身に対するイメージに実態がともなわない状態である。中年になって、頭は若いころのイメージでからだが動くと思っていても、子どもの運動会でこけてしまう、あの状態だ。

だから今のあなたには、知性だけにはたらきかける従来の認知療法ではなく、これから紹介する感覚、体感、行動を重視したプチ認知療法が適している。

Aが低い人。あなたはこれまで主として、知性の力ではなく他の力（価値観や思いやり、他の欲求、気配り）で衝動をコントロールしてきた。だから〝考え方〟だけで自分をコントロールするのはもともと苦手だ。しかし感覚や行動を重視するプチ認知療法なら、きっとうまくいく。

いずれの場合も、まずはフォーカシングからやってみよう。エゴグラムで理解した複数の自分を感覚的にとらえてみよう。

フォーカシング

われわれは、ともすればいろんな情報に振り回され、自分の感覚を信用しない。評判のラーメン屋に行って、味が薄いと感じても「このスープはテレビで絶品だと賞賛されていた」という友人の一言で、「そうだよね。この薄味がいいのかもね」となどと言いながらラーメンをすすってしまう。

ラーメンが薄味なら、テレビがなんと言おうと、友人がなんと言おうと自分好みに味付けしよう。あなたの感覚はあなたにしかわからない。お仕着せの「うまい」より、本当の「うまい」を信じよう。

精神疲労からのリハビリ期は、どうしても周囲の顔色を大切にして、自分の感覚を無視しがちである。自分がどう感じるか、それを尊重できないうちは、自分自身を信じられないわけだから自信など生まれない。だからこの時期のトレーニングには、自分の気持ちを大切にするという要素が求められる。その点、フォーカシングは、この時期にぴったりのトレーニングだと思っている。

フォーカシングは面白い経緯で開発された手法である。

ジェンドリンという博士が、クライアントのこころを癒す〝エキス〟を探そうと、さまざまな手法をもつカウンセラーのカウンセリングをビデオに撮って研究していた。

成功したカウンセリングに共通する要素を丹念に探していったのだが、残念ながらカウンセラーの手法に共通するものはなかった。しかしながら、ジェンドリンはこの作業の過程の中で、ある大切なことを発見した。成功したカウンセリングには、（カウンセラー側には何の共通項もなかったものの）クライアント側に面白い共通項があったのだ。

成功したカウンセリングのクライアントには、カウンセラーの質問に対して、「それは、……なんと言うか……。苦しいというより、さびしいというような……」というように必ず、言いよどむ時間、自分の心の感じを言葉にする時間があったのだ。自分自身と会話する瞬間である。ジェンドリンはそこに目をつけ、それなら自分自身で、つまりカウンセラーの助けなしに、苦しみを楽にできる方法があるはずだと考え、「フォーカシング」という手法を開発したのだ（実際の「フォーカシング」は、ひとりでやる場合もあるが、カウンセラーのような役割をする「リスナー」、さらにフォーカシングの手順そのものもリードしてくれる「ガイド」がいたほうがうまくいくようだ）。

私自身の経験からも、即効性があり、とても実用性の高い（セルフ）カウンセリングの方法であると思っている。

簡単にその手順を紹介しよう。

①まず、三〇分ほどゆったりできる時間を探そう。

姿勢はどうでもいい。慣れてくると通勤電車のつり革につかまっても、歩いていてもできるようになる。

②次に、今感じているなんらかの嫌な感じ、引っかかる感じに注目する。何も感じないときは、お腹の感じと胸、あるいはのどの感じが、まったく同じかどうかを比べてみる。どちらかに〝何か〟を感じることが多い。

③何かを感じたら「今感じている嫌な気持ち、今まで嫌っていたけれど、本当は私を守ろうとしてくれているんだね。ありがとう。何かを伝えようとしてくれているんだね。今まで嫌っていてごめん。そこにいるのはよくわかったよ」と、こころの中でつぶやく。

苦しいので、こころから「ありがとう」と思えなくてもかまわない。とりあえず、こころの中でつぶやいてみる。繰り返しているうちに、だんだん染みるようにこころの中の〝思い〟に届くようになる。

そもそも考えてほしい。あなたのその苦しみは、あなたを守ろうと必死なのだ（「いろいろな自分を認めよう」六七頁参照）。それなのにあなたはいつも、「この気持ち、この症状さえなければ……」と嫌っている。無視しようとしている。無視されれば無視されるほど、「危機的状況にあることを伝えなければ」と考えるあなたの〝思い〟は、その症状を出しつづけるだろう。

たとえば、痛みはそれ以上活動すると何かが壊れるという信号だ。その信号が宿主に無視されると、身体は活動を続け回復不可能になるかもしれない。そこで痛みは、無視されれば無視されるほど信号を出しつづけるのだ。

だから勇気を出してその〝苦しみ〟を味わう。その苦しみは宿主であるあなたに何を伝えようとしているのか聞いてみる、その態度が必要だ。

④次に、その〝嫌な思い〟を味わってみる。

ちょうど「この味噌汁どう?」とゆっくり味見するような感じだ。苦しい思いでもそれに触れてみる。苦しすぎる場合は、たとえば、イメージの中で少し離れたところから感じてみる、箱に入った〝苦しさ〟の近くに一緒にいる、その〝苦しさ〟を写真に撮ってそれを見る、などの工夫をしてみる。

⑤次に、その苦しさを言葉で表現してみる。

どこにある?　中心は?　縁は?／どんな形?／重い?　軽い?／動いている?　止まっている?／色があるとすれば何色?／音がついている?

たとえば、漠然とした不安を感じていたDさんは、その不安が、「みぞおちの下付近を中心に、手のひらほどの大きさで広がり、黒く楕円で、ぴたりと止まり、表面はやわらかいが中が硬く、かなり重い」ということに気がついた。

⑥次に、それらの感じをもとに、その〝嫌な思い〟に名前をつけてみる。

Dさんは、〝ぴたりと止まっている感じ〟から「動けない苦しさ」と名をつけた。

⑦その言葉がその感じにぴたりとくるかどうかを、もう一度味わう。

たとえば、「さびしさ」といっても、晩秋のさびしさ、祭の後のさびしさ、都会の人ごみの中のさびしさ、ひとり暮らしのさびしさと、いろいろある。同じ〝苦しさ〟でもさらにどんな味がするのかを感じてみるのだ。

「動けない苦しさ」とつぶやきながらその苦しさに注目する。どんな苦しさなんだろうと考えてみる。すると、苦しさの中にじれったさのような感覚を覚えたので、「動けないもどかしさ」と変えてみる。さらに同じ手続きで、感じていると〝何かが止めている感じ〟もした。そこで「動いてはいけない」と変えてみた。その言葉は今の胸の感じにぴったりくる気がした。

⑧名前をつけ終わったところで、もう一度その〝思い〟を味わってみる。

すると、大きさや色、形が変わったり、苦しさが少なくなっていることも多い。

⑨次に、その〝思い〟とともにしばらくボーッとしてみる。

ここは、とくに時間をかけるつもりでいてほしい。何かを期待せずゆったり待つ感じだ。

Dさんも「動いてはいけない」とともに(感じながら)、ボーッとしてみた。すると、その「動いてはいけない」の色が灰色っぽく変わってきた。そして、いつの間にか頭の中で、昨日職場の宴会に誘われたことを考えていた。本当は参加したくないと思っていたが、職場の皆がDさんの復帰を祝って飲もうといってくれていたので、断れなかったのだ。

Dさんは、何とか体調も戻ってきているし、大丈夫だと納得して宴会に参加することにした。そしてそのことは今の今まで気にもしないつもりでいた。

宴会の件に気がついてから、もう一度「動いてはいけない」を感じてみた。すると、みぞおちの下のその感じはどこかに行っていた。胸がひろがり、息が吸いやすくなった感じがした。

Dさんは次の日、勇気を出して同僚に宴会を辞退する旨を告げた。

以上が大まかな手順だ。ただゆっくり感じて、認めただけでも大きな効果があることが多い。

この作業をするときは、これまで避けてきた感情や苦しさに向かい合うわけだから、怖いという人もいるだろう。そういうときは、できれば誰か友人に手伝ってもらいたいものだ。その人に、この作業をしながら感じたことを全部話してしまう。何かアドバイスのようなことを言ってもらう必要はない。ただそこにいて、あなたが苦しさを積極的に味わうのを聞いてもらうだけでいいのだ。思いに名前をつけたときは、その言葉を聞き役の人に繰り返してもらおう。他人に発音してもらいながら自分の内面に触れると、少しだけ違う感じがすることがある。

日本中でセミナーや勉強会が開かれているので、そのような場でトレーニングするのもひとつの手だ。また、フォーカシングを手伝ってくれるカウンセラーも近年増えてきたようだ。

フォーカシングをしているときに陥りやすいミスは、〝本当のフォーカシング〟を求めてしまうことだ。「これで本当にうまくやれているのだろうか」「劇的な気づきがないけれど、いいのだろうか」などと不安になる。〝本当の自分〟と同じように、〝本当のフォーカシング〟も存在しない。あなたが自分自身の気持ちとゆっくり向かい合う時間をもてれば、それがフォーカシングだ。紹介したような気づきがあることもあれば、ないこともある。それは潮干狩りに行くようなものだ。貝が採れるときもあるし、採れないときもある。ただ、潮干狩りが好きな人は、採れないときでも海岸に行って潮風に吹かれただけで気持ちよくなる。

問題は、できるかどうかでなく、好きか嫌いかということだ。フォーカシングが好きだと感じるならやればいいし、自分に合わないと思ったらこだわる必要はない。

フォーカシングについてもう一つ例を紹介しておこう。

［例］怒りが収まらなかったEさん

月曜の朝、オフィスの電話が鳴る。切羽つまった声は、クライアントのEさん。午後の時間を調整してカウンセリングすることにした。

Eさんは、これまでとてもよくしてくれていた先輩のKさんと仲たがいをしてしまったのだ。人間関係で悩んでいたEさんは、明後日転勤する予定になっていた。先日、これまで数カ月いろいろ話を聞いてくれ、励ましをもらい、こころの支えになってくれたその先輩に最後のお礼をしたくて、約束を入れていた。ところがその時間にKさんのオフィスに行っても、彼はいなかった。急な仕事が持ち上がり、Kさんもばたばたとしていたのである。仕方なくEさんは、渡そうと思っていたプレゼントを彼のデスクに置いて帰った。

Eさんは、Kさんから謝りの連絡があるものと思っていた。しかし転勤の日が近づいても何の連絡もない。転勤の前々日、思い余ったEさんは、先輩のオフィスを訪れた。Kさんのオフィスは、Eさんの職場からかなり離れたところにあった。

突然訪れたEさんに、相変わらず仕事に追われて余裕のなかったKさんは思わず、

「あ、どうしたの。来るのだったら連絡くれればよかったのに。」

とそっけない態度を取ってしまった。今はEさんの話を聞く余裕はないと思ったのだ。

「すいません。お礼をしたくて。」

もじもじしているEさんの態度を見て、やはり話を聞いてほしいのだと確信したKさんは
「そんなことないよ。君もがんばってね。でも申し訳ないけど今日は話を聞く時間がないんだ。そういうときは事前に連絡してね。」

と返してしまう。

「いいえ、ただ……。この間はちゃんと約束していたと思うのですが。」

Kさんは Eさんから責められていると感じた。

「あ、先週ね。急に忙しくなっちゃって。でももう、君は転属するから大丈夫じゃない。もう僕は必要ないよ。これから君に必要なのは、相談相手じゃなくてお友だちだね。」

そういわれたEさんは、ひどく邪険にされた気分になった。まるで自分が、Kさんの〝お荷物〟だったと言われたような気がしたのだ。

「そういう言い方はひどいではないですか。私は、ただ約束は守ってほしかったんです。それとお礼を言いたかっただけなんです。」

ふと見ると、デスクの上のプレゼントは封も開けられずそのまま書類の山にうずもれていた。Eさんは、鉄道ファンであるその先輩が気に入りそうなキーホルダーを、数日かかって探し回ってようやく手に入れ、それをプレゼントにしていたのである。

「まだ、開けていただいていないんですね。お気に召さなかったら捨ててください。Kさ

んがそんな人だったなんて知りませんでした。結局うちの上司と同じだったんですね。」

Eさんも勢いで言ってしまう。

Eさんが上司にどんなにひどい対応をされたかを聞かされていたKさんは、その言葉で、自分がひどく侮辱されたと感じた。

「こんなにたくさんの時間を割いて親身にやってきたのに、君にそんな言い方をされる筋合いはない。これまでどうもありがとう。もう、会うことはないと思うけど。」

二人の仲たがいは決定的になってしまった。

泣きながらオフィスを飛び出したEさんは、すぐに私に電話をかけたというわけである。

Eさんの話し方から、Eさんがどんなに傷つき、どんなに腹を立てているかがよくわかった。

ここでカウンセラーとしては、ただ話を聞いてある程度共感し、クライアントが落ち着くのを待つ方法や、あなたは悪くないと慰める方法、あるいはその無念を晴らすために今後の具体的行動を話し合うなどの方法を取ることができる。しかし私は、Eさんにフォーカシングを提案してみた。Eさんとは何回かフォーカシングを試みたことがある。要領は心得ていた。

私のリードによってＥさんはだんだん自分の内面に集中していく。しばらくの沈黙の後、Ｅさんはぼろぼろと涙をこぼしはじめた。

「何か気がつくことがあった？」

私が聞くと、

「……はい。私は、本当はＫさんにありがとうと言いたいのです。とても傷つけられて悲しいけれど、されたことはひどいと思うけれど、でも私が苦しいときにこれまでいつも励ましてくれたんです。だから、私はＫさんを憎みきれないのです。本当はこれまでありがとうございました、そう伝えたい気持ちが今でも一番強いのに気がつきました。」

と答えた。

Ｅさんは、カウンセリングのあとすぐに職場に戻り、Ｋさんに謝り、そしてお礼のことばを述べた。こんな答が出てくるとは、さきほどまでのＥさんの話からは想像もできなかったので、私自身びっくりしてしまった。

「ありがとうございました。あのとき自分の気持ちに気がつかなければ、嫌な思い出を引きずって、新しい職場に向かわなければなりませんでした。」

電話口のＥさんの声は、とても穏やかな響きをもっていた。

数え呼吸法（アレンジ数息観）

自分の呼吸を一〇〇まで数えるだけのトレーニングである。一〇〇まで数えたら、また一から始める。

数息観とは、本来は禅僧が邪念を払い、無念無想の境地に至るためのトレーニングである。少しでも邪念が入るとまた一から始めることをルールとしている。

しかし、そんなことをしていると凡人は誰だって二〇も数えられない。自信の揺らいでいるあなたがそれをやると、いっそう自信を失うだけのことだ。

ここでは、そんなむずかしい作業ではなく、ただ単に〝どんな形でもよいので自分の息を一〇〇まで数えてみること〟、これだけを実行してほしい。

少々の不安や苦しさがあるとき、この方法でその苦しさをうまくやり過ごすことができることもある。手軽なので、まさに〝頓服〟としてお勧めしたいトレーニングだ。

さらに、このトレーニングにはもう一つ重要な効果が隠れている。

この呼吸法の最大のポイントは、ルールが少ないことである。「一〇〇まで数を数える」以外のルールはない。その他にあるとすれば、「自分が心地よいと思う方法を工夫する」ということぐらいである。

呼吸法を実施していると、さまざまな疑問が湧く。

「まず、最初ははいたほうがいいのではないか。」

「腹式呼吸をしたほうがいいのか。」

「どういう姿勢がいいのだろう。寝てやるのがよいのか。座ってやるのがよいのか。」

「呼気と吸気は、どれぐらいの時間、どれぐらいの強さで続ければいいのだろう。」

「苦しくなったら、どうすればいいのだろう。」

「横隔膜はどうすればいいのか。」

「一日何回、いつ、何分ぐらいやればいいのだろうか。」

かつて呼吸法に関する本を読んだことがある人、スポーツクラブなどで腹式呼吸を練習したことのある人などは、やたらに細かいことが気になるようだ。

このような質問に対して私は、

「自分の好きなようにしてみてください。自分の心地よい、苦しくない方法を工夫してみてください。」

と答えている。

「しかし、しっかり教えてくれないと、うまくできなくて、効果がでないのでないですか。」

と不安を訴えるクライアントも多い。

実は私は、この呼吸法の最大の効果は、このような不安を乗り越える練習ができるということであると考えている。

リハビリ期のテーマは自信回復である。自信とは〝自分を信じる〟こと。今のあなたは自信がない。つまり自分を信じられないのだ。自分でやると失敗すると思っている。だから、人から何かを教えられても、その細部まで気になる。

そんな時期のあなたには、何しろ自分でやってみて、自分ひとりで結果を感じ取り、自分自身をよく分析し、自分一人で修正する、そんな経験が必要だ。

呼吸は簡単だ。誰でもできる。しかもアレンジが自由で奥が深い。うまくいくとリラクセーションも得られる。自信回復にはもってこいのトレーニングだ。

あなたは、このトレーニングをやるときにこう考えてほしいのだ。

・細かいことは気にしない
・疑問が湧いたらとにかく何かひとつの方法を試してみる
・失敗したら次の方法を試す
・自分の感覚を信じてうまくいくものを探してみる
・〝魔法〟はない
・自分で自分なりの呼吸法を見つけ出す

人から与えられた〝正しい方法〟、本に書いてある〝手順や注意事項〟で試みてみて、効果が現れないとき、自信を失う。それを失いたくないから細部を気にして、とりあえずの改善点を見つけて、「よかった、このやり方が間違っていたから、うまくいかなかったのだ」と安心する。これでは自信回復ではなく、自信喪失を防止しているだけのことだ。

そうではなくて、自分の感覚を〝大切に〟扱い、試行錯誤の中から〝自分らしい方法〟を探し出すのだ。

自分の感覚を大切にすることは、自分を信じること、自分を大切にすることにつながる。それには時間がかかる。失敗もし、なかなか満足のいく方法にたどり着けないかもしれない。しかしそれこそが、うつからのリハビリ期のテーマである。魔法のやり方などはない。今の方法が、今のあなたにとっての最善の方法なのだ。それでいこう。さらに改善を続けよう。

とはいっても、うつ状態の回復レベルには相当のエネルギーの差があり、またうつ状態でもとくに不安の強い人もいるだろう。そういう人は、この漠然としたルールだけでは、いっそう不安になるかもしれない。ある程度の手順があったほうが、実際の行動に移すことが容易になる人もいるだろう。そういう人だけ、次の〝実施上のコツの一例〟を読んでほしい。

これは、あくまでもあるクライアントに有効であった一例である。あなたには合わないかもしれない。ただ、こういうふうに自分なりに工夫するのかというヒントにしてほしい。

〈実施上のコツの一例〉

一呼吸（吸う、はくで一回）の全体で、数字を唱えながら、イメージの中で数字を書く方法でやってみた人がいる。

たとえば一二の場合だと、吸う時に「じゅうー」と唱えながら数字の一をイメージの中で書く。そして、はく時に「にー」と唱えながら数字の二を書く。鼻先で数字を書くつもりでイメージしたほうがよいという人もいた。さらに、数字をきらきらにしてみたり色をつけたり工夫して、その作業に集中するようにした人もいる。

また、呼吸の間に数字を書ききれない人は、数字が書いてあるカードをめくったり、数字が下から湧き上がることをイメージするなどの工夫をした。

また、数字を唱えるタイミングは同じで、はく時に肩の力を抜くことに集中するやり方が気に入った人もいた。自分が息を吸うとどうしても肩が上がり、力が入っていることが多いので、これをリラックスさせようと思ったのだ。肩の力を意識的に抜く、肩を下に落とす感じでやると、心地よい感じを得られた。その人はとくに数字を視覚的にイメージせず、ただ言葉として唱えていた。

また、はく時に、後で紹介する〝癒しのシャワー〟が、頭のてっぺんから降り注いでいる状態をイメージすることで、自分なりにうまくリラックスできるようになったという人もいる。

呼吸を数えるのではなくて、数字を数えるリズムのほうに呼吸を合わせてしまう人は、呼吸が不自然になり、苦しくなることがある。体力が落ちているあなたは気分が悪くなるかもしれない。

そんなときは、無理して呼吸法を練習することもないが、まず息を吸いはじめてから（呼吸が始まるのを待って）、「いーち」と数えだすぐらいのタイミングでやる。あるいははじめに〝癒しのシャワー〟をやってリラックスし、そのときの呼吸のリズムに合わせて、数を数えはじめるというコツを話してくれた人もいる。

数を数えていても、いろんな不安が頭をよぎることがあるだろう。

常々思い悩んでいるテーマや、今の身体的な苦しさ、あるいはこの呼吸法を正しくやれているのかという心配。

数を数えているうち、少々不安なことが頭をよぎってもそれはそれで問題ない。その不安とともに、また数と息とからだの感じに注目すればよいのだ。その不安を抱えながら、数字を数えつづければよい。

いずれにしても自然に、少しゆっくり呼吸することになるが、はじめのうちは遅すぎて息が詰まってしまい、かえって苦しくなる人もいるだろう。自分なりの自然なスピード、継続できるスピードを探してみよう。苦しくなったら大きな呼吸をしたり、小さくため息をついたりして調節する。気張りすぎず自然な呼吸を探すのだ。

呼吸を数えてしばらくすると、少し落ち着いてくる。やめたくなったらやめればよい。やめるときに「私は、不安（怒り、悲しみ）があるけれど、それとともに生きていく。不安があるけれど、やるべきことはやれる」と三回つぶやくことを、自分なりのコツとしている人もいた。

まずは二〇まで数える。うまくいったら四〇回まで繰り返す。少しずつ増やしていったほうが無難だ。無理をせずそこでやめるということは、自分の〝嫌だ〟〝苦しい〟という感情にも敏感になっているということで、それだけでも一歩前進である。

いずれにしても、この呼吸法には、きっちりと決まったやり方はないと考えてほしい。自分なりのものを作りあげる。そのとき自分の感性とよく相談する。そのサイクル自体があなたの回復に寄与するのだ。またとにかく一〇〇回続けられる方法なら、それなりの効果は必ずある。突発的に襲ってくる苦しさからあなたを守る、ひとつの武器になってくれるだろう。

図10　動作法

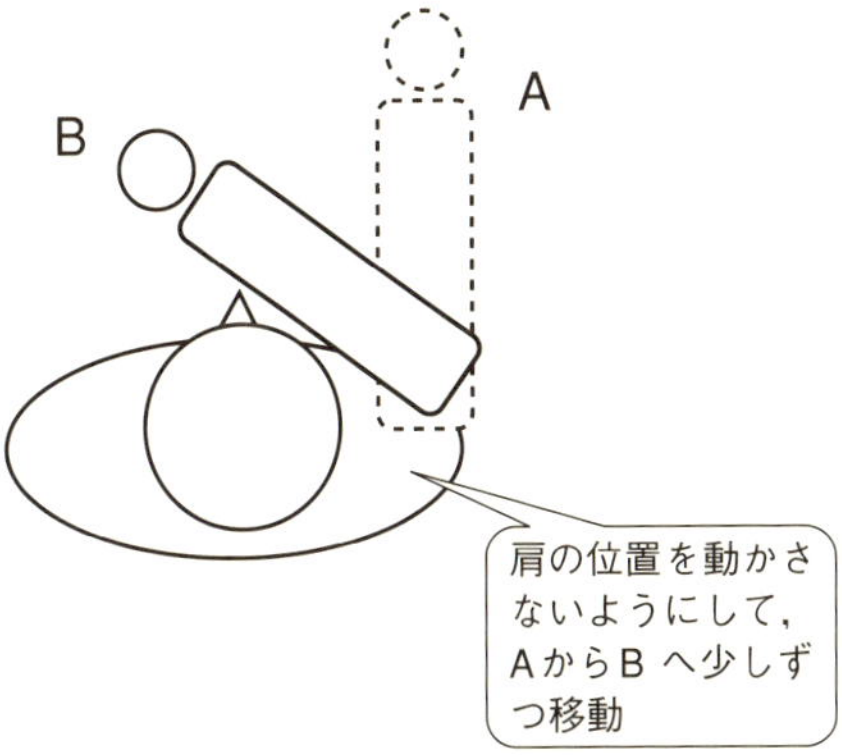
A
B
肩の位置を動かさないようにして，AからB へ少しずつ移動

動作法

動作法は、からだを意識的に緩めることにより、さまざまな効果を得ようとする方法である。カウンセリングというより、身体のリハビリをやっているように見える。しかし、この時期のクライアントには大きな力になると感じている。

とりあえずやってみよう。

まず、座って右腕を前方に伸ばす（図10のA）。次に肩の位置を変えず、腕を伸ばしたままできるだけ左に動かす（同図B）。自分の限界までがんばってほしい。限界にきたら、右の手のひらがどの位置にあるかを机の上に物を置くなどして記憶しておく。

さて、次はその姿勢のまま、からだの力を抜いていく。腕の位置を変えないままである。肩に入っている余分な力を抜こう。胸の力、首の力、腹の力、もしかしたら足にも力が入っているかもしれない。左手もチェックしてみよう。

全部抜けたなと思ったら、その腕をもう少しだけ、左に動かしてみよう。

すると、先ほどより左に動く。先ほどは力いっぱい、左に動かそうとしても限界だったのに、力を抜くと、もっと左に動くのだ。

ためしに誰かにその手を支えてもらおう。そしてもっともっと力を抜くのだ。右手の重さも全部支えてもらう。ゆだねきってしまう。ひじを伸ばそうとする力も抜く。ひじを支えて伸ばしてもらえばよい。

その他の部位の力を抜くコツは、先ほどやったように、部分に意識をもっていき、息をはいたり吸ったりしながら、力を抜いていくことだ。右肩の後の部分に痛みやはりが出ていても、首や肩の力を抜くとそれがなくなる。

そして支える人にお願いして、さらに左方向（あなたの左肩方向）に動かしてもらうと、先ほどより、もっと左肩に近づく。しかしあまり力を入れすぎないようにお願いしておこう。急にやるとどんな運動でも筋肉を痛める。

ここで、わかってほしいのは、私たちのからだは、案外私たちの〝意識〟している力だけで動いているのではないということだ。

右手を左に動かそうとする力（意識）に対し、「それ以上左に動くと、筋を痛めるぞ」という〝止めようとする力〟がはたらいている。その力で、骨格や筋肉システムが壊れないようバランスをとっているのだ。左に動かそうとすればするほど、止めようとする力も強まる。しかし、このとき止めようとする力は意識されない。つまり〝無意識〟である。

この無意識の力は、〈感情のプログラム〉が発動すると強くなってしまう。たとえば危険なとき、われわれは身を硬くする。首をすくめ、肩を上げ、腹筋に力を入れ、猫背になる。腰を曲げ身を低くする。

うつで不安が強いときも、筋肉が無意識に硬くなる。ひどい肩こりや腰痛を訴える人も多い。その身体の感覚が、また不安を増大してしまうという悪循環がおこる。

そこで、意識してからだを緩めるのだ。

通常の可動域の限界に近づくと、無意識の〝止める力〟が入る。勢いよく力を入れているときはわからないが、可動域限界近くで少しずつ力を加えてみると、限界に近づくにつれ筋肉の緊張とともに、心理的にも若干の切迫感や不安を感じていることにも気がつく。

これをコントロールするのだ。筋肉の力を抜くと、心理的緊張も緩む。まさに自分のからだとこころをコントロールする、コントロール感を取り戻す体験である。

一つ一つの作業に集中するので、不安から気をそらす効果も大きい。さらに、どんどん筋

図11　肩上げ

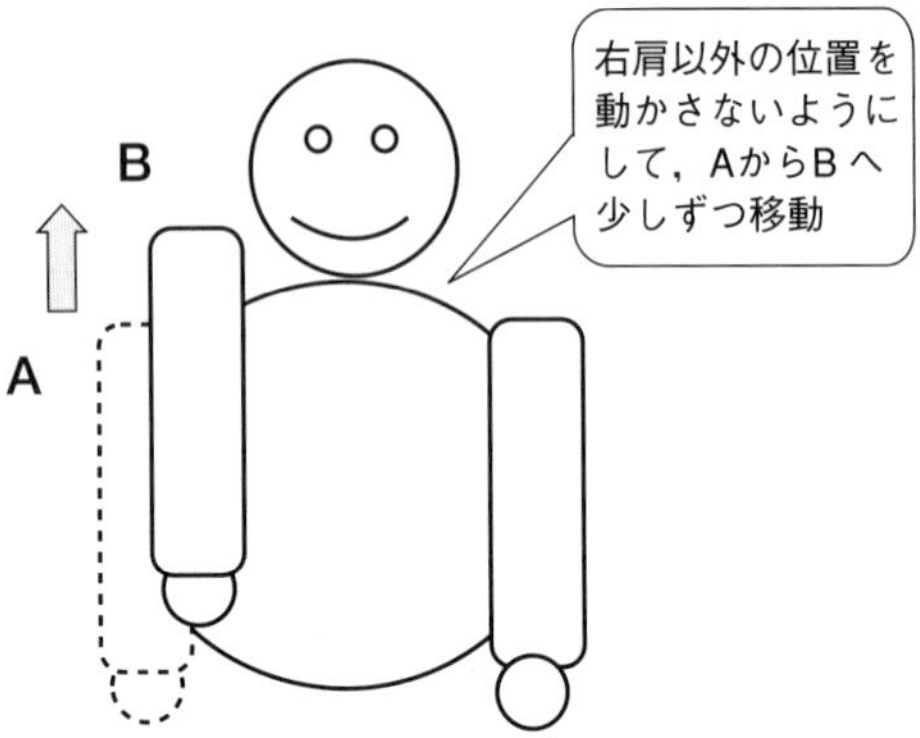
右肩以外の位置を
動かさないように
して，AからBへ
少しずつ移動
B
A

肉が緩んでいくので、最終的にはリラクセーションも得られる。

動作法の動作にはいろいろあるが、可動域限界部分で緩める作業と、重力に逆らう運動で緩める作業が初心者にはやりやすい。

ここでは、そのどちらの要素も含む「肩上げ」を紹介する。

〈肩上げ〉（図11）

①イスの背もたれに背中をつけずに座る。

②右肩をゆっくり上げていく。

③少し上げただけでも左背筋や腹筋に力が入るので、そこで右肩を止めて、力を抜く。

④肩をその位置にとどめる（その姿勢を維持する）ための最小限の力以外を脱力できたら、また少し右肩を上げる。

⑤するとまたいたるところが緊張するので、その位置で肩を止め、緊張を一箇所ずつ緩める。
⑥肩がだいぶ上がってきたら、上へ上げるというより、右耳に近づけるという意識で動かすとよい。
⑦その作業を限界まで続ける。
⑧限界にきたらそこでもう一度緩め、その位置で少しだけ維持する。
⑨そのあとは、ゆっくりゆっくり元の位置に戻す。
⑩そのとき、案外余分な力が入っていたことに気がつくことがある。
⑪ゆっくり戻すときに感じるリラックス感を十分味わう。
⑫元の位置に戻ったと感じたら、そこでもう一度その姿勢のまま、さらに筋肉が緩むことをイメージし、リラックスを楽しむ。

これで一作業終りだ。

もし気に入ったら、他の部分も同じような手順で緩めてみよう。手を伸ばして下から上にあげるとき（重力に逆らう動作）も、少し上げただけで、体中に余分な緊張が入っていることに気がつく。

また、その作業で腕を上げきった部分（可動域限界部分）でも当然緊張が強くなるので、緩めるトレーニングができる。このトレーニングは、仰向けに寝てやってもいい。

動作法は、決まったやり方がいくつかある。興味のある方は専門書を見てみるといいだろう。しかし、大げさに決まった動作でトレーニングしなければならないというものでもない。動作は日常すべての行動の中にある。自分で工夫してトレーニングを作るのも実際的だ。

あるクライアントは、通勤の電車の中で、つり革を握る手をその状態の位置にしたまま（つり革には触れる程度）、他の筋肉の緊張を緩めるトレーニングをしている。腰の力がうまく抜けたときが気持ちいいという。

自分が不必要な力を入れていたことに気がつき、それをコントロールできたという実感と、さらにそのことによるリラクセーションが得られれば、どんな動作でもいいのだ。

3　毎日の停滞感を乗り越えよう

〝波〟が続くこの時期、とくにリハビリ期は、自分が回復しているのかどうかが実感しにくい時期だ。どうしても悪いほうばかりが目につき、またあの状態になってしまうのではないかという恐怖に駆られてしまう。

何か意義のある仕事でもあれば、それに集中している間はそんなことを考えなくてもいい。しかし今のあなたは、一週間後の自分の姿を自信をもって予想できない。だから積極的に仕事をくださいとはいえないのだ。その結果時間をもて余し、その分悪いことばかりを考え悲観してしまうサイクルが始まってしまう。

そこで、何の変哲もない日々を、あなたなりに有意義に過ごす工夫が必要になる。それが、「細切れ目標達成法」と「私の回復日記」である。

細切れ目標達成法

この時期、社会に復帰することがテーマになる。社会に出て行くことは、まだ十分に体力の回復していないあなたにとって、かなりの苦しさをともなうだろう。人と接すること、書類を作成すること、からだを動かすこと、運転すること、満員電車で通勤すること……、どれもこれも大変な作業に感じるかもしれない。

しかし、それは乗り越えなければならない苦しさだ。慣れるしかない。

その大きな苦しさを一気に飲み込もうとしても、のどにつかえるか、消化不良をおこすだけだ。そこで、苦しさを「小分け」にして、つまり苦いけれども耐えられる量にして、飲み込むような工夫をしてみよう。

まず、自分が（無意識に）もっている目標を明確にしてみる。

しばしばクライアントから
「いつ元気になるのですか。いつ治るのですか。」

と質問されることがある。

そのような時は、

「治るというのは具体的には、どんなことをイメージしていますか。」

と問い直してみる。

「出勤できるようになること……です。」

「試験的に出勤できる。つまり、会社に行って午前中ぐらいで帰ってくるだけなら、あと一カ月ぐらいでしょう。でも仕事をまかされても何とかやれるような自信が出るのは、半年以上かかるかもしれません。バリバリ出張したり、夜間勤務ができるようになるには、一年以上かかるかもしれませんね。とりあえず、会社に一回出勤してみるところまでを目標にしてがんばりましょうか。」

この作業をしていないと、「あと一カ月ほどで治りますよ」と言う医者やカウンセラーの発言のイメージと、クライアントのもつイメージが異なり、クライアントが大きく失望してしまうことがある。

あなたがひとりで社会復帰に取り組むときも、同じことがいえる。あなたは無意識に幻想ともいえる過大な目標をもっているかもしれない。目標というより願望だ。目標が大きすぎると、実際の自分の姿とのギャップに落ち込んでしまうことになる。

たとえばこの時期、「治る」とか「健康」についての幻想をもってしまいがちだ。年齢による体力の減退もあるはずなのに、どうしても若い頃のとてもはつらつとした健康のイメージをゴールに設定しがちである。そのゴールをもっていると、あまりにも遠くてやる気がおきないし、いつまでも達成できないことから、かえって自信を失いかねない。

さて、当面のあなたの目標を明確にしてみよう（図12）。

早く、元気になりたいと漠然と思っているとする。

「元気になるとは、具体的には何か？」と考えてみる。

仕事に復帰すること、薬をやめること、テニスができること、不安がなくなること……、さまざまな側面が出るかもしれないが、リハビリ期のあなたには、多くを目標としてもつことは、あまり良い戦略とはいえない。そこでその中で、あなたがもっとも気に入る（〝大切〟でもよいし、〝やりやすい〟でもよい）ものを一つだけ選んでほしい。

図12　目標を細切れにする

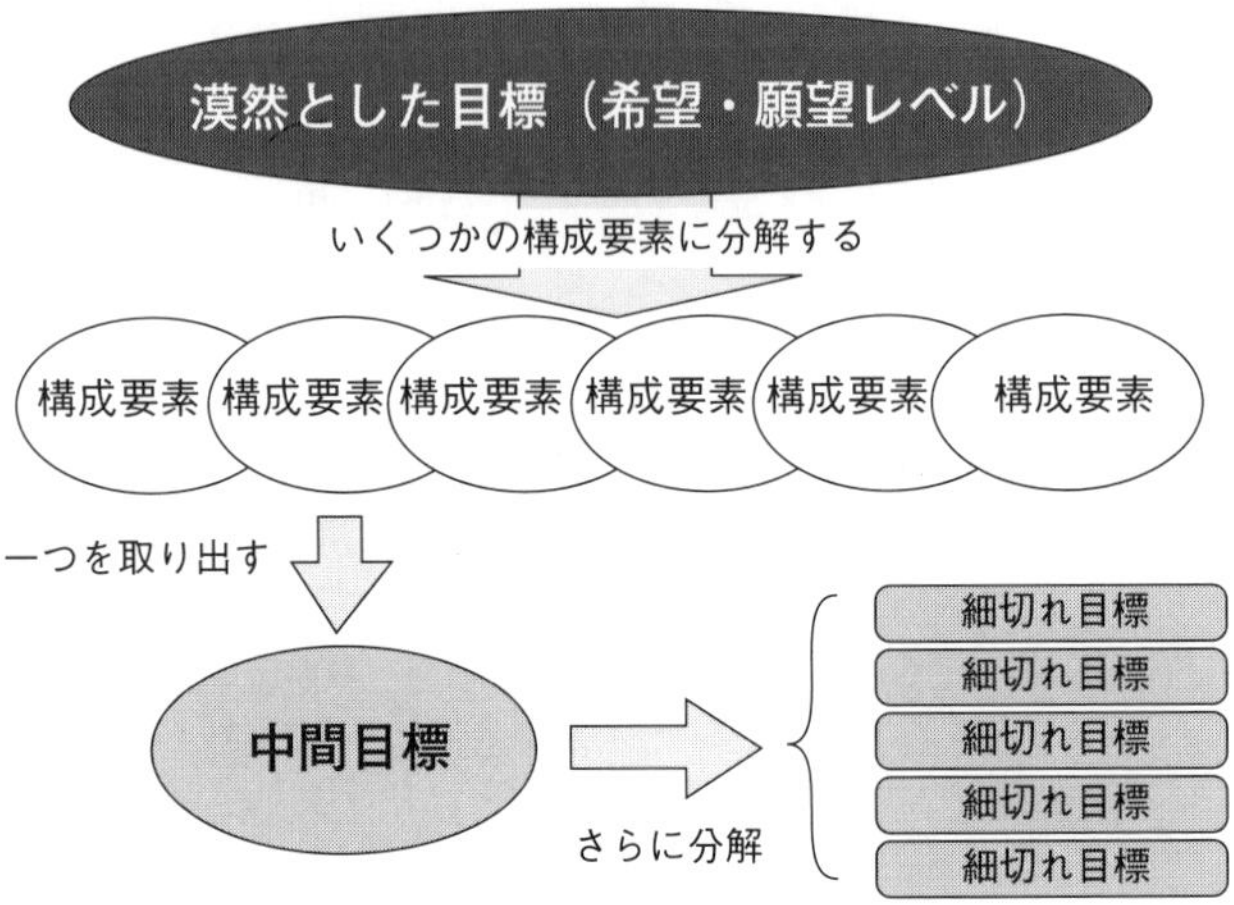

［例］細切れ目標を一つずつこなすFさん

Fさんは、すでに職場には顔を出すことができるようになっていた。そして責任ある仕事をしたいということを目標（中間目標）として選んだ。

次はその「責任ある仕事をする」を、さらに具体的にしてみる。これが細切れ目標だ。

今の自分が「責任ある仕事をする」までに、どのような段階があるかを考えてみる。

今はまだ人が怖い感じがあり、人の目を見て話せない。パソコンの前に座っていても、すぐに苦しい感じがして、タバコを吸いに出てしまう。

以前自分のやっていた製品チェックの仕事は、締切に追われる仕事なので、まだ無理だと思う。その一部である製品ごとのチェック表の作成なら比較的計画的にできるので、その仕事からやりたい。

しかしそれを上司に言い出すのが怖い。もしチェック表作成を任されたとき、今のパソコンを触れない状態が続いてその仕事もできないようでは、会社を追い出されてしまうかもしれない、無能だと思われるかもしれないという恐怖があるのだ。

ここまで考えたFさんは、

「今はまず、自信をもってパソコンの前にじっとしていることができるようになるのが先決だ。」と感じた。

Fさんが立てた細切れ目標は、次のようなものだった。

・まず何でもよいので、パソコンを操作しながら午前中を過ごす。
・次に、それを徐々にのばし、一日を過ごす。
・次にそれをやりながら、職場でのタバコを一日五本以内にする。
・同僚の目を見て話をする（まず、友人のMさん、次いで上司のOさん、……気むずかしい会計のUさん）。
・チェック表作成の件を上司のOさんに話をする。

細切れ目標は、このように自分で、できたかできなかったかが明確にわかる目標にするべきだ。たとえば、「人見知りしなくなる」では漠然としすぎている。それより「一日五人に話しかける」という具体的行動なら、できたかできないかが明確になる。たとえ、口から心臓が飛び出しそうでも、話しかけられたら、目標達成とする。

Fさんはこの細切れ目標を一つずつこなしていった。

実際の進展は予想どおりではなく、二番目の目標（パソコンの前で一日過ごす）のあとに、その状態を一週間続けてみるという目標を追加した。自分の状態が続くのか自信がなかったからである。しかし、逆にその追加目標を達成したときには、意識しなくてもタバコが少なくなっており、気むずかしい会計のUさんにも話ができるようになっていた。

上司にチェック表の仕事をお願いし、快く受け入れてもらったFさんは、今度は次の中間目標、「以前の自分がやっていた仕事に復帰する」ための細切れ目標に、一つずつ取り組んでいる。

細切れ目標は、何もうつ状態からのリハビリ期だけに当てはまるものではない。何か大きな仕事に手をつけるとき、われわれが自然にやっている作業だ。組織でもこの手法は活用されている。しかし、うつからのリハビリ期の「細切れ目標達成法」が、一般的な仕事の処理法と大きく違うのは、**目標達成までの期限を切らない**ということである。

通常は、「納品のチェックは明日中」などのように期限を明確にする。そのことでやる気も出る。しかし、ここで紹介した「細切れ目標達成法」の目標は、その目標に向かって自分をがんばらせるということより、自分の前進を自分で意識することに狙いがある。

期限を切ってしまうと焦りが生じ、無理をして回復を遅らせることもあるし、その期限までにできなかった自分に失望することになる。だから「細切れ目標達成法」の場合、達成努力は自分の〝嫌だ〟〝苦しい〟という感覚を大切にして、今の自分で無理なくできる範囲に制限しなければならない。目標そのものの達成より、「からだと相談しながら目標を達成していくすべをトレーニングしている」ということを意識することが大切だ。

もし、自分がこれまでがむしゃらに仕事をしてきたタイプなら、自分だけで目標を達成しようとするのではなく、友人や家族など、ブレーキをかけてくれる人と話をしながら目標達成の道を進むべきだ。もちろんカウンセラーや医師に相談しながら進めてもいいだろう。

私の回復日記

悪いほうばかりが見えてしまうこの時期は、自分の回復に常に疑問をもってしまう時期でもある。

「私の回復日記」は、自分ができるようになった、回復してきたことを、メモ書きしておくというトレーニングである。

回復時期にはいろんなことができるようになる。しかし、いったんできてしまうと、そのことがあたりまえになり、できていることより、まだできていないことのほうが大きく見えてしまうのだ。それはこの時期の感じ方の癖（症状）だからしょうがない。しかし、悪いほうばかりを見ていると落ち込んでしまう。そこで、自分の良い方向への変化はメモしておいて、それを頻繁に読み返し、意識化するのである。そうすると、（症状として）悪いほうを見てしまう→「私の回復日記」で良いほうを見る→なんとなくバランスが取れ、むやみに落ち込む必要がなくなる、というわけだ。

日記は、「書かなければならない」と意識すると負担になる。書くことが得意な人は、普通の日記のように書けばよいが、そうでない人はカレンダーにメモするだけでもよい。便所のカレンダーにペンをぶら下げて、思いついたときに書き付けるという工夫をした人もいる。一日一回は、今月の「回復日記（メモ）」を読み返すことになり、「大丈夫だ、よくなっているぞ」と自分に言い聞かせたという。

またある人は、私とのカウンセリングの最初の五分で、この一週間でできるようになったことを記録することを習慣にした。その人は、ひとりではどうしても続かないと思ったのだ。

その五分の作業でも、かなりの「回復日記」ができあがった。そのクライアントはそれを自宅には持って帰らなかったが、カウンセリングの待ち時間、あるいはカウンセリングの中で「治らないかもしれない」という不安が出てきたときにそれを読み返し、落ち着きを取り戻す手助けにした。

できたこと、回復したこととは、たとえば

・睡眠薬の追加を飲まずに眠れるようになった。
・朝食が食べられるようになった。
・テレビを一時間見ていられるようになった。

・趣味だったネットサーフィンをやってみようと思った。
・人と話をしていても、それほど怖くなくなった。
・ふらつきが少なくなった。
・家族にお願いするようになった。
・あることが「何とかなるさ」と感じるようになった。
・イライラが減ってきた。
・体重が戻ってきた。

など、何でもよい。

このような回復は、そのときは画期的なことでも、本当にすぐ忘れてしまう。「私の回復日記」を読み返すとき、「そういえば一カ月前は、まだこんな状態だったんだ。今はそれがあたりまえになっている」と、過去に比べてよくなっている自分を実感できるのだ。

この「私の回復日記」には、自分なりのいろんなアドバイスを書き込んでいる人が多い。

「焦らず、一歩ずつ」
「できないことを認める勇気」
「誰かのために一つ仕事をしたら、自分のために一つご褒美」
それぞれ個性が出ていて面白い。

そんなアドバイス集に私からぜひ付け加えてもらっている言葉がある。「回復は波。今日できることが明日できなくてもよい。その落ち込みは、上がるために必要な落ち込み」である。

できたことを日記に記入すると、その二、三日後にまたそれができなくなっている自分をとても情けなく思ってしまうことがある。しかし、回復はそのような波を繰り返し、しだいに上がっていくのだ。それを、日記を開けるたびに常にイメージしてほしいのだ。

「私の回復日記」は、下りの波がきたとき、「この波はあの苦しい時期への入り口、この苦しさがずっと続いてしまうかも」という妄想から抜け出す手立てともなる。日記を見ると、悪い時期、そうでもない時期が浮き彫りになる。悪い時期が一週間前後続くサイクルの人は、下りの波がきても「自分の苦しさは一週間限定」と思えるようになる。人は、終わりが予測できるとがんばれるものだ。

4 行動しよう

この時期あなたはいろんなことで悩む。

「早くよくなりたい。」でも「休みたい。」

「仕事をしたい。」でも「やり遂げる自信がない。」

「一人で乗り切りたい。」でも「だれかに助けてほしい。見放されるのも怖い。」

「薬をやめたい。」でも「医者のいうことは聞かなければならない。」

いずれの場合も、いわゆる〝葛藤〟が生じる。

あなたは、これらの葛藤の中でどうすればいいかわからず、決めなければいけないこと、行動しなければならないことが、日常の生活の中でたまってしまって、押し潰されそうになっているかもしれない。いつものあなたなら難なく処理できる些細なことでも、今のあなたには決めることができない。まるで次から次へと難問が襲ってくるように感じる。

あなたが、AかBかで悩んでいるとき（葛藤しているとき）には、次のように考えているだろう。

まず、Aという方法を取った場合を考えて、その不都合、マイナス点に目が向く。かといってBを取った場合を考えても、その不都合に目が向く。結果として、どちらをとっても嫌なことがおこるという強い不安（無意識の中での〝死ぬかもしれないという恐怖〟）があるので、行動に移せない。行動に移せないと、その問題はいつまでも解決されず、ずっと悩まなければならない。そんな自分がいやになる。

このときの思考の落し穴は、AならA、BならBで、極端なマイナスの姿をイメージしてしまうことにある。これは、もちろん〈不安のプログラム〉の影響だ。

さらにこの時期は「社会に貢献したい」「誰かのためになりたい」「自分の価値を感じたい」と感じてもいるが、行動がともなわないため、これらの欲求もなかなか満たされない。

いずれにしても、この時期のこの矛盾を乗り越えるには、〝葛藤があってもとにかく行動に移す〟ための工夫が必要になる。ある程度強引でも、行動してしまうことが必要だ。

行動すると結果が出る。仮に失敗すれば後悔はのこるが、それは次への学習のチャンスでもあり、何より持続的な不安を終わらせることができる。今の苦しい持続的な不安状態を、あなたは行動によって終わらせた。そのこと自体が自信回復につながる。

そのうちまた、あることで悩むだろう。そのときはまた行動する。回数をこなして〝自信貯金〟をためていこう。

七対三でいこう

「七対三でいこう」は、行動に移すための準備、つまり決断するためのトレーニングである。

いくつかの気持ちが対立するとき、今のあなたは頭の中でどちらかの案に偏った姿を描きがちだ。

たとえば、仕事に復帰するか、しないかで迷っているGさん。仕事をする場合は、一〇〇%の時間出勤し、以前の自分と同じペースで働くことをイメージしている。すると、その仕事のペースについていけない→それをみんなに言えない→元の苦しい状態に戻ってしまう……などという状態を連想し、怖くなってしまう。

一方、仕事に復帰しない場合は、まったく仕事に復帰せず一日中家でごろごろしている状態をイメージする。すると、自分は会社から首にされる→社会に復帰できない→家族も養えず見放される→そしてこのままのたれ死ぬ……という恐怖につながる。

そこで、私はそのような状態のクライアントといっしょに「七対三でいこう」を実施する。

まず、クライアントにAかBかを〝勢い〟で決めてもらう。このとき、その案の具体的姿をイメージせず、どちらの気持ちがより大きいかということに注目するとやりやすい。さまざまな困難がなければ、正直な気持ち、今の状態でどちらの案を取れれば安心するか、という視点である。

Gさんの場合は、仕事に復帰したいという気持ちが大きいと感じた。

もしこのまま「仕事に復帰したい」という案だけを採用すると、「まだ仕事に復帰したくない」という気持ちを無視することになる。そこで、「七対三」の登場だ。

Gさんは、大きな方針として「仕事に復帰する」ほうを選んだ。しかし実際の行動は、「仕事に復帰する」を七、「復帰しない」を三の割合で満たすような行動を探すのだ。

たとえばGさんの場合、この七対三の状態での復帰を次のように考えた。

・まず仕事の復帰を徐々に行う。一週間は午前中出勤とする。

・仕事ができない状態になったら、誰かにそのことを告げる（Gさんの場合、一番信頼できるのが課長だったので、課長に告げる）。

・そのために、まず課長に自分の状態を説明し、理解してもらう。

このような感じで、七対三の現実的な行動を明らかにしていくのだ。

もし、Gさんが「まだ仕事に復帰したくない」を選んだ場合は、「引き続き休養すること」を七、「復帰すること」を三で考える。たとえば、これまで同様自宅で休養するものの、復帰する準備として外出を多くする、会社に電話してみるなどの行動を考える。

［例］長男の彼女の来訪にとまどうHさん

リハビリ期を懸命に生きているHさんが、いつになく深刻な面持ちで現れた。

ある件でご主人と離婚し、数度の深刻な落ち込みを乗り越えて、ようやくうつから抜け出そうとしているときのことだ。

苦しい時期を助けてくれていた長男に彼女ができたのだ。

「迷惑ばかりかけている。自分のことを犠牲にして私を助けてくれている。本当はやりたいこともがまんしているのではないか。」Hさんは、長男に対し常々そう思っていた。そんな矢先、彼女を紹介されたのだ。

Hさんは、長男が幸せそうにしているのを見て、とてもうれしかった。いろんなことがあったが、彼はそれにもめげず、人並みの楽しい青春を過ごせているのだと安堵した。

しかし、問題はそこからだった。

長男は頻繁にHさんの家に彼女を呼ぶようになったのだ。

長男の部屋で、パソコンをしたり雑誌を見たりしているようだ。Hさんは、まだ家族以外の人がいると落ち着かない。部屋を片づけなければいけない。台所を見られるのも嫌だ。食事の心配もしなくてはいけないが、まだ自分は台所に立つ元気がない。

若いカップルは、夜遅くまで部屋にこもったきりだ。先方のご両親に連絡したほうがいいのか。自分が注意したほうがいいのか。でも下手に注意して息子の恋を壊したくない。理解のない母親と思われたくない。しかし隣の部屋に他人がいると眠れない。一〇時には就寝していたタイミングが大きく乱される。睡眠薬の追加がなくては眠れない状態になってきた。またあの苦しいうつに戻ってしまうのかもしれないという大きな不安に襲われる。

Hさんの悩みはそのようなものだった。

そこで、「七対三でいこう」をやってみる。

Hさんの気持ちは、「彼女を家に入れる」と「入れない」で揺れている。どちらかを選ぶとすれば、「入れない」を選んだ。やはりあの苦しい時期に戻るのは、絶えがたい恐怖なのだ。

そこで、「(家に) 入れない」を七、「入れる」を三で考えてみる。

Hさんは、限定つきで家に入れることを考えた。一週間に一回だ。それも三時間の限定。食事時ははずすこと。

それを息子に話すことにした。息子に話すためのリハーサルもする。自分の状態はだいぶよくなっているように見えるかもしれないが、こころの中はまだ安定していないこと、最近睡眠が取れなくて強い不安が出ていること、息子の恋愛を反対しているわけではないこと、むしろできるだけ協力したいとは思っていて、この提案をするのにもずいぶん迷ったことなどを、紙に書いて準備した。

あとは、勇気だけである。Hさんは、ずいぶん迷ったものの、次の日の夜、息子に話をすることができた。

「ごめん、母さんが困っていたなんて知らなかった。一週間に一回でいいから。ありがとう。」

息子の回答はやさしかった。

Hさんの場合、「七対三の行動」を自分で決めることができた。この自分自身で決めるという作業が、大変意味があるのだ。

同じ行動であっても、これを誰かに提案された場合はどうだろう。「七対三の行動」は、「三対七で欲求を満たさない行動」でもある。自分で決めて納得した行動でないと、どうしてもその不満のほうにばかり目が向く。たとえ一週間に一回の訪問に限定しても、その悪い面ばかりが感じられるのだ。愛する息子の幸せを制限したことの罪悪感、週に一回でもその時間の苦痛。しかも、自分は「そうさせられている」という被害者的意識も生じてきて、不満が大きくなってしまう。

自分で決めてこそ、はじめてその案の良いところに目が向くようになるのだ。

さらに、自分で決めた案でひとつのテーマを乗り切ることは、自信回復の重要なステップである。自分で分析し、自分で行動を決め、そして怖くても実行できた。その積み重ねで自信が構成される。

どちらかに決め、実行動は、七対三で乗り切る。このとき、七対三は決めごとだ。八対二にしようかなどと悩まないでほしい。焼酎ではないけれど、経験的に七対三がおいしいのだ。

この「七対三でいこう」、何にでも使えるが、ただ**治療に関する悩みについては使ってはならない**。薬をやめようとか、医者を変えようなどという悩みはこの時期につきものだが、この時期の「やってはいけない」事項である。こればかりは、「一〇対〇」で行動してほしい。

集中イメトレ

この時期、まだ感情のプログラムがすべて消えてしまったわけではないので、少しのことで本来のあなたより大きなショックを受け、さらにその影響が長引いてしまうことがある。たとえば些細なことで不安になり、その出来事は終わったのに、不安な感じが数日続いてしまうことがあるのだ。そしてその間は行動が抑制されてしまう。

［例］〝成功したイメージ〟で乗り越えたIさん

Iさんは、一年前お父さんを交通事故で失った。大好きだった父親を失ったIさんはうつ状態になる。

彼女の回復を助けたのは、スケート仲間であった。彼女は国体を目指すスケート選手。監督、コーチ、同僚の温かい励ましのもと、彼女は練習を開始した。たまたま縁があって始めた自律訓練法も彼女にぴったり合い、スケートの調子も上向いていた。今度の国体は本人も周囲も大きな期待をかけていた。

しかし国体予選の二日前、彼女は母親とけんかをしてしまう。そして自分が母親を傷つけたことをとても後悔する。母親とはすぐに和解したものの、スケートの練習に実が入らない。それればかりか、大会で失敗するイメージばかりが出てきてしまう。

彼女はすっかり落ち込んだ顔をして、私のオフィスに現れた。

私は一通り話を聞いた後、

「で、一日どれぐらいの回数、その失敗するイメージが出てくる？」

と聞いた。

「二〇回ぐらいだと思います。」

「うん、わかった。じゃこれから僕が教える方法を、一日四〇回やってみて。」

と、「集中イメトレ」を教えてあげた。

まず、これまで自分がうまくいったときのことを思い出してもらう。

Iさんに、スケートをやっていて一番うれしかったこと、「やった！」と思ったことは何かと聞くと、初めてジャンプができたときだと答えてくれた。

そのときのことをくわしく思い出す。
・そのときの服装、誰がいたか、どこだったか（具体的に何が見える？ その色は？ 形は？ 何が聞こえる？ どんな感触がある？ 匂いは？）
・その行為までの気持ち
・その行為をやっているときの感じ
・成功したときの感じ
・周囲の反応
・そして、そのときの自分のこころの中の言葉
Iさんの思い出はこうだった。

小学三年生、あるスケート場、スケート教室の仲間と一緒に練習をしている。先生と仲間が注目する中、一人ひとりジャンプをする。自分の番がきた。何も考えずにやってみる。飛んだ。うまく着地できた。仲間のびっくりする顔、すごいねと駆け寄る仲間の祝福を受け

る。先生が手をたたいてほめてくれる。そしてこころの中にあったのは、着地の瞬間の「おりた！」という言葉（スケート選手は、うまく着地できたときそういうらしい）。

体操の選手が演技の前にその演技をイメージするが、そのとき筋肉は（緊張の度合いは少ないものの）実際の演技とまったく同じ動きをしているという。つまり、イメージをもつということはそれを練習するのと同じことだ。

今の彼女は、どうしても一日二〇回失敗するイメージをもってしまう。一日二〇回失敗する練習を重ねれば、本番でも失敗する確率は高いだろう。

そこで、この〝成功したイメージ〟の力を借りる。

まず、過去の成功体験を十分にイメージし、その次にいま取り組んでいる課題が成功した姿を実体験のようにイメージする。このイメージをありありと思い浮かべることは、彼女が実際の練習で成功したことと同じ効果をもつ。彼女が自信を回復するには、失敗のイメージを凌駕する（量の）成功のイメージを自分自身に見せればいいのだ。

彼女は私の「（イメージで）練習しなさい」の言葉を忠実に守り、二日間四〇回の「集中イメトレ」を実施した。

そして当日、彼女は、不安をもたずに自分の演技をやりきることができたのだ。念願の国体の切符を手に入れることのできた彼女からお礼の写真付きメールが届いた。同僚とピースをする彼女の笑顔は、二日前とは別人のようだった。

うつのリハビリ期には、いろんなことを不安に思い、行動が抑制される。そのとき、ほとんどの場合、自分が失敗するイメージをもっている。

リハビリ期は、行動しなければならない。行動してはじめて自信が回復し、行動してはじめて周囲と交わり、〝生きがい〟や〝自分の価値〟を感じる。

しかし、失敗のイメージはあなたの行動をストップさせてしまう。そんなときは「集中イメトレ」。成功のイメージのシャワーを浴びよう。過去の成功イメージを思い浮かべるだけでも効果がある。不安なイメージよりも数多く思い出すことがポイントだ。

この「集中イメトレ」は効果がある。しかし、それを〝魔法〟だと勘違いしてはいけない。「集中イメトレ」をやっても、失敗することはある。しかし、「私は恐れず行動できた！」と「私の回復日記」に記入することはできる。今のあなたにはそれが大切なのだ。

5 〝頓服〟を持って町に出よう

頓服とは、苦しい症状が出たとき、その症状を抑えるために飲む薬のことである。朝晩定期的に飲む薬ではなく苦しいときだけ飲む、そんな薬は、あなたが町に出るときのこころのお守りになる。ここでは、そんな薬と同じような効果の期待できるトレーニングを紹介する。

癒しのシャワー（表2）

「癒しのシャワー」はリラクセーションの一方法である。リラクセーションには、自律訓練法、禅のなんその法、ジェイコブソンの漸進的リラクセーション、催眠によるリラクセーションなどがあるが、癒しのシャワーは、私がクライアントやセミナー参加者に紹介したさまざまなリラクセーションの中で、最も多くの人に効果があり、しかも比較的手軽にできるリラクセーションである。

もともとは、ＥＭＤＲという心理療法のセミナーで教わった「光のシャワー」が基本だが、それにフォーカシングの要素を加えて使っている。社会に出る際に緊張が大きいとき、苦しくなったとき、不安が大きすぎるときなどに使ってみるといい。

まず、紹介している文章をテープレコーダなどに録音して、それを聞いてみよう。あるいは友だちに読んでもらってもいい。

テープレコーダの練習でうまくいった人は、大体の流れを覚えてテープレコーダなしでやってみる。文章どおりに言葉を思い出す必要などまったくない。こころの〝引っかかり〟を

表 2　癒しのシャワー

では，背伸びをしてください。ゆっくりとリラックスした姿勢で座りなおしてください。軽く目を閉じます。

あなたは，毎日戦っています。こころの中には，驚いたり，焦ったり，悲しかったり，苦しかったり，楽しかったり，悔しかったりといろいろな気持ちが詰まっているはずです。人間だからいろんな気持ちを感じてあたりまえです。

さて静かに自分の体の中を観察していきます。すると，からだのどこかになんらかの「引っかかり」を感じることができるかもしれません。その「引っかかり」は，からだのどこにあるでしょう。のどでしょうか。胸でしょうか。それともお腹でしょうか。〈間《ま》〉目の後ろのほうとか，額の部分で感じる人もいるでしょう。背中に感じる人や，からだ中をベールで覆われているという感じがあるかもしれません。

その「引っかかり」に形があるとすれば，それはどんな形ですか。丸ですか。三角ですか。四角ですか。

その表面は，どんな感じですか。ざらざらですか。つるつるですか。とげとげですか。

それは，どんな色をしていますか。明るい色ですか。暗い色ですか。

それには，重さがありますか。重いですか。軽いですか。

それは動いていますか，それともじっととまったままですか。

それには，音がありますか。高い音を出していますか。低い音ですか。

さて，皆さんの頭の上には，あなたの引っかかりを癒すことができる光のボールがあります。それは，どんな色をしていますか。

その光のボールから，何本もの光が，あなたの頭を通って，あなたの「引っかかり」に届きます。あなたの「引っかかり」が，どんどんゆるんでいきます。癒しのシャワーは無限です。あなたの「引っかかり」が，だんだんその光に満たされていきます。

その光は，あなたの「引っかかり」からあふれ出し，次はあなた自身にふりそそいでいきます。温かいシャワーが，足元から広がり，ふくらはぎ，太腿，腰，お腹，手の指先，手のひら，手首，ひじ，二の腕，肩にも広がります。胸とのどにも届きました。癒しのシャワーにどんどん満たされていきます。口，目，額，頭。あなた全体が，温かい光に包まれました。

しばらく，その感じに包まれていましょう。〈間，約 2 分間〉

日々の苦しみやつらさが，すぐになくなることなどありません。でも，癒しのシャワーの力で，ほんの少し，ほんの少しだけ，気持ちがゆったりとしてきました…。

ハイ，それではゆっくり目を開けて，背伸びをします。

見つけて、それを観察し、「光のボール」を思い浮かべて、そこから「癒しのシャワー」を浴びる。そしてそれが全身に行き渡る。その手順さえ踏めばいいのだ。

他のトレーニングもそうだが、トレーニングが合う人と合わない人がいる。当然「癒しのシャワー」が合わない人だっているのだ。そのような人は、他のリラクセーションを試してもいいし、別にリラクセーションがなくても、それはそれでやっていける。こだわることはない。自分なりのやり方で回復すればいいのだ。

即効ツボ療法（EFT）

EFT（Emotional Freedom Techniques）という、ツボを叩きながら「おまじない」を唱える、ちょっとへんちくりんな方法がある。なぜ効果があるのかは、実は私にもよくわからないが、実際、多くの苦しむ人に効果がある。しかも簡単なのだ。所要時間もわずか一、二分！　たとえ効果がなくても、あなたの貴重な人生の時間を浪費させはしない。

まず、**図13**のツボの位置を確認してほしい（A～L）。そのツボを人差し指、中指、薬指を三本揃えて、トントンと叩く。指のツボは、利き手の人差し指を伸ばして、それで利き手でないほうの指のツボを叩く。

ツボの正確な位置を気にすることはない。他のトレーニング同様、大体その辺でいいとい

図13 ツボ療法

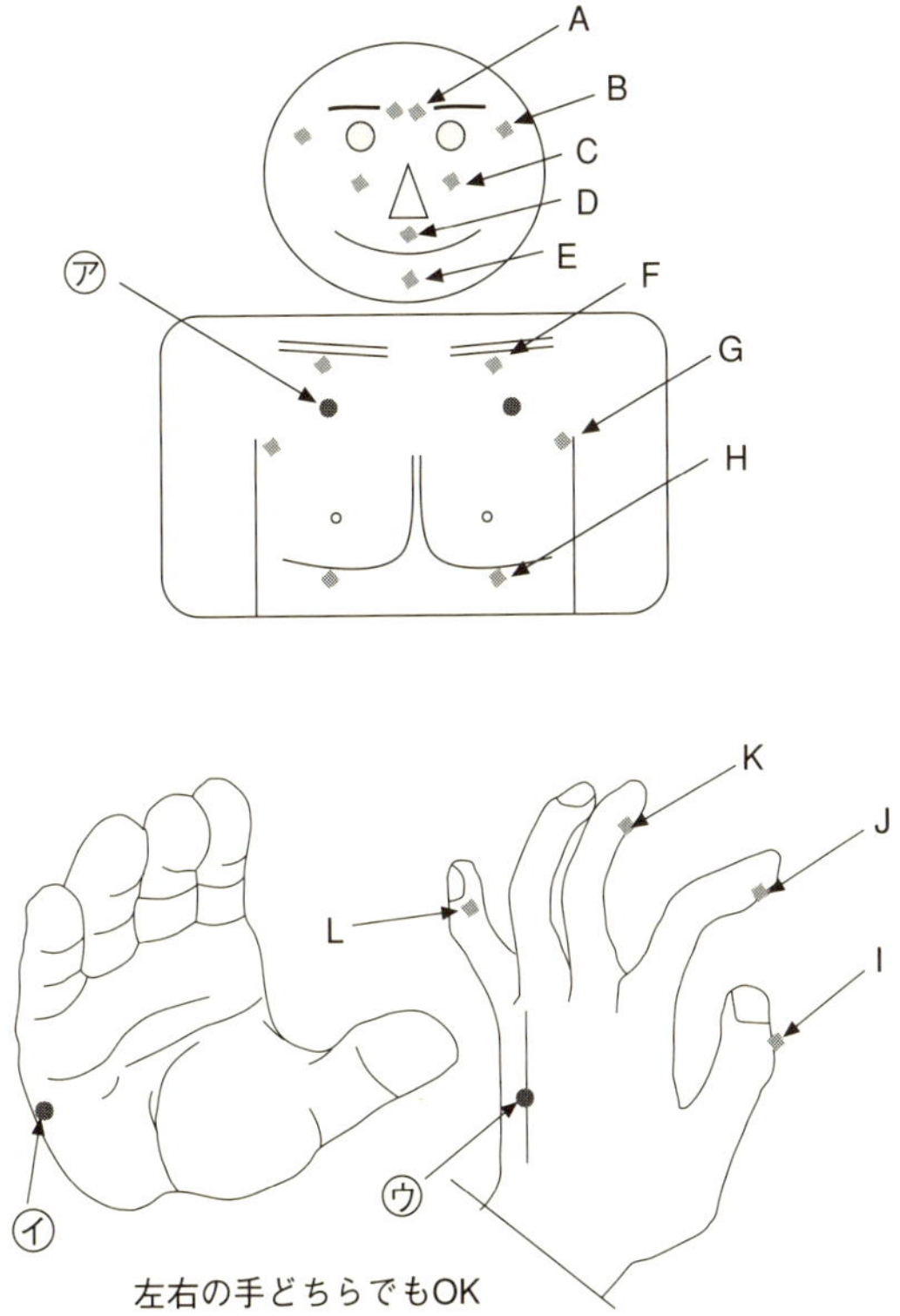

うい加減なものだ。叩く強さも、強すぎず弱すぎず、自分の感覚で〝適当〟と感じる程度でよい。

ツボ療法は、次の三つの段階からなる。

第一段階の「おまじない」の言葉は、「私は、○○だけれども、そんな自分を完全に受け入れ、愛しいと思います」である。もちろんここでも、自分に合うように少々変えても問題はない。しかし「嫌な症状や感情を含めて、全部自分である。嫌だと思っている感情や考えも、結局自分自身を守ろうとしてくれている。ただ、それが今の私には、少しタイミングや程度がずれているだけだ」ということを認めることは忘れてはならない。

たとえば、

「私は、またうつに戻ってしまうのではないかと恐れているけれど、そんな自分を完全に受け入れ、愛しいと思います。」

「私は、自分のことを責めているけれど……」

「私は、将来のことをとても不安に思っているけれど……」

「私は、夜眠れないけれど……」

「私は、家族とうまくやっていけないけれど……」

できるだけ、自分の気持ちに素直に、飾らずに言葉にしてほしい。このとき、いくつもの症状を表現せず、一つひとつ、つぶしていくことがコツだ。

この「おまじない」を唱えながら、**図13**の㋐か㋑のツボを叩く。㋐は、痛いときはさすってもいい。㋑は、両方の手を、空手チョップをする感じで叩き合わせる。おまじないを三回唱えている間、ツボ叩きを続ける。

第二段階は、一段階目で取り上げた症状をそのまま「おまじない」にする。

たとえば、

「私は、またうつに戻ってしまうのではないかと恐れている。」

「私は、自分のことを責めている。」

「私は、夜眠れない。」

「私は、家族とうまくやっていけない。」

などである。

この「おまじない」を、**図13**のAからLの各ポイントをたたきながら、ポイントごと二回唱える。一つのポイントあたり、大体二〇回ぐらい叩くことになると思うが、「おまじない」を二回言う間叩くのだ、とさえ覚えておけばよい。

これは、言葉にすることである症状を意識しながら、からだのエネルギーの良い流れを作るツボを刺激することにより、そのことへのこだわりを低下させ、症状自体も改善させようとようとするものだ。

第三段階は、「おまじない」はない。第二段階までの効果を確実にするため、右脳と左脳の連携をよくする目的がある。

利き手でない**図13**㋒のポイントを、利き手で叩きながら、

①目をつぶる（二秒ほど）

②目を開ける（二秒ほど）

③右下を見る（顔を動かさないように）

④左下を見る

⑤右回りに目を動かす

⑥左回りに目を動かす

⑦ハミングする（何の曲でもいい。思いつかない人は、「ハッピバースデーツゥユー」とハミング）

⑧一から五まで声に出して数える

⑨⑦をもう一度

以上で一セット終りだ。手順さえ覚えれば、一、二分程度。これを二〜三回やればいいだろう。

一セット終った後、自分の気にしていた症状のことを考えると……、なんだかあまり感じられなくなっていることが多い。イメージの場合なら、そのとげとげしさが薄れ、なんとなく落ち着いて見ていられるようになる。

苦しくなったり、考えすぎたりしたときにやってみてほしい。

もし、何回かやってもうまくいかないときは、「私は、まだ、○○だけれど（例：まだ頭の痛さが残っているけれど／まだ自分が悪いという気持ちが残っているけれど）、そんな私を完全に受け入れ、愛しいと思います」として、続けて試してみる。それでもうまくいかない場合は、ツボ療法が合わないのだ。最後に、「私は、ツボ療法がうまくいかないけれど、そんな私を完全に受け入れ、愛しいと思います」として、三回やって、ツボ療法のことはスパッと忘れよう。

［例］未遂の場所が怖いJさん

Jさんは、うつになり職場で自殺未遂までしてしまった。職場復帰を試みるが、どうしても職場へ向かうと足が止まってしまう。

仕事ができるだろうか、同僚は受け入れてくれるだろうかなどと、さまざまな不安があるのだが、何よりも漠然とその〝場所〟が怖いのだ。

彼にとってその場所は、自分がしだいに追い詰められていった場所であり、最終的に〝別人〟になり、今では考えられないような行動を取ってしまった場所なのである。そこには、「また自分がコントロールできなくなるのでは……」という恐怖感が染みついているのだ。

そこで、ツボ療法をやってみる。

まず、その時点で職場に復帰することを思い出してもらい、場所の恐怖感を一〇点満点で表してもらう。〇点は何の恐怖もない状態、一〇点は恐怖感で身動きが取れない状態という主観的な尺度だ。

Jさんの点数は八点。相当苦しんでいる様子が伝わる。

ツボ療法の「おまじない」は、「私はあの場所が怖いけれど、そんな私を愛しいと思い完全に受け入れます。」

一回目で、点数は五点に下がった。

「どう？　やってみて。おまじないの言葉はあなたの感じにぴったりと来ていた？」と問うと、彼がみずから次のような言葉を提案した。

「私は、あのときの自分に戻りはしないかと不安だけど……」

二回目で、点数は一点になった。

Jさんも自分の変化に戸惑ったようで、「全部なくなってはいないはずなんですが、今感じようと思っても感じられません。」

ただ、覚えておいてほしい。それで彼の不安が全部なくなったわけではない。また次のテーマが出てきて、それを一つずつ乗り越えようとしている。その後もJさんの回復作戦は進行中なのだ。しかし例の「場所の恐怖」は今でも低下したままである。

ツボ療法は、たしかに効果があると思う。しかし〝魔法〟ではない。一つのテーマにしか効かない。しかし何か（ここでは、うち克てないと感じていた場所の恐怖感）にうまく対処できたという経験にはなる。それを積み重ねることが大切だ。積み重ねが自信になる。

6 〝不安がり〟の体質を徐々に改善しよう

あなたはきっと、いろんなことに不安を感じているだろう。〈不安のプログラム〉が発動しているから仕方ない。しかもその状態が長引いて、からだが覚えてしまっているという部分もある。つまりあなたは本来のあなたに比べて、かなり〝不安がり〟体質になっているかもしれない。そこで、その〝不安がり〟体質を徐々に改善し、物事に適当な不安レベルで反応するようにトレーニングしてみよう。

いいとこ探し30

〈不安のプログラム〉がはたらくと、それ以上に危険な刺激から身を守るために、その刺激があるかないかのチェックが厳しくなる。

たとえば、自分が攻撃されるという潜在的な不安をもっているとき、常に「私を見下しているのではないだろうか」「私だけ不当に扱われているのではないだろうか」「私はみんなに無視されているのではないだろうか、ばかにされてはいないだろうか」などという視点で世の中を見てしまう。

すると、いつもなら気にならない他人の何気ないしぐさが、そのように見えてくる。たとえば「朝礼のときの部下の目が、自分をばかにしている」「彼が今日遅れてきたのは、私を無視しているからだ」「同僚が昼休みにグループを作って話をしているのは、自分の無能をみんながうわさしているのだ」などととらえてしまうのだ。

〈不安のプログラム〉がはたらく→さらなる危険がないかという視点で世の中を見る→何気ないことがそのように見える→〈不安のプログラム〉が加速するという悪循環だ。

〈不安のプログラム〉を沈静化するためには、無意識で進む不安のサイクルを〝意識的に〟止めなければならない。それには、主観的な〝世の中〟を変える必要がある。〈不安のプログラム〉で「とても危険」に見えている世の中を、意識的に「それほど危険ではない、比較的安全」な世の中に変えるのだ。

そのためには、心地よい刺激を意識化する必要がある。それが「いいとこ探し30」だ。「いいとこ探し30」は、意識して世の中の快刺激を見つけるトレーニングだ。

・快感だ（いわゆるいい感じ、好きだ、心地よい）と思うこと
・ラッキーだ、運がいいと思うこと
・自分が成長していると思うこと
・他人に感謝できること
・すごいなと感心できること

を探すのだ。

たとえば、雨降りの帰り道だとしよう。あなたは疲れている。そのうえ冷たい雨、誰でも気がめいるだろう。そこで気をとり直して「いいとこ探し30」をやってみる。

傘に当たる雨の音を聞いて「雨だれの音が、なんとなくいい感じ」、これでいいとこ探し一つ目。傘から垂れる滴の粒を見て「きらきら反射して、きれいなもんだ」、これで二つ目。

「そんなことに感心できる自分は詩人だな」、これで三つ目。雨の中、子どもを連れて塾に自転車で向かっている親子を見ては、「親の愛は尊いな」と感心して四つ目、というように数えて、三〇個まで探すのだ。

できれば口に出して言ってみると効果が増すだろう。

これは、見方の癖の問題なので、はじめはなかなか三〇個見つからないかもしれない。しかし、くだらないことでもいいのでとにかく数えてみよう。トレーニングなのだ。どうしてもできなければ一〇個から始めても結構。「マジカル40」、そのうちに三分で三〇個ぐらい簡単にできるようになる。

このトレーニングを紹介すると、

「あ、それならやったことがある。そうですよね、ポジティブに生きなきゃだめですよね。物事のいいほうを見なければ……」

と早とちりする方が多い。

物事のいいほうを見る。たしかにそれができればいいだろう。しかしそれには相当の努力を要してしまう。自分のこれまでの見方を否定することになるから、かなり苦しい作業だ。「いいとこ探し30」は、視点を変えようとすることではない。結果的にそういう部分もあるかもしれないが、要は〝心地よい刺激をいま認識しよう〟というだけである。恒常的に見方を変えようというものではなく、とりあえずいま〝心地よい〟刺激をからだに入れ、不快刺激で緊張しているからだを少しでもほぐしていこうというだけのことだ。

人は、快感にはすぐ慣れてしまう。暖かい部屋にいるときは、それが快感であることをすぐ忘れてしまうが、いったん外へ出てそれからまた部屋へ戻ると、「わー、あったかい。ほっとする」と感じる。でもそれもすぐ忘れてしまう。

人は、快感ゾーンにいるときはそこから移動する必要はない。だから常に快感を意識させなくても、つまり忘れてもいいのだ。一方不快ゾーンにいるときは、行動をおこさせなければならないので、常に不快を感じさせる。その結果、人はどうしても不快刺激のほうを多く意識してしまうのだ。

他人や自分の会社、自分の家族の嫌なところはいくつでも挙げられるが、いいところはなかなか挙げられない。それもこの不快刺激に敏感な人の性だ。つまり、人は放っておくと慢性の快刺激不足に陥りやすいのだ。精神疲労により〈不安のプログラム〉が発動したときは、それが極端に表れてしまう。

「いいとこ探し30」で必要な〝栄養素（快刺激）〟を意識に与えよう。これによって物事のとらえ方、見方を変えるところまで期待してはいけない。いま足りない快刺激を補うだけ、こころの〝サプリメント〟だ。できれば定期的に、たとえば朝晩実施したらいいが、思いついたときにやるだけでもいい。時間は二、三分のことだ。いずれにしても回数をこなすことが重要だ。

ただし、あまりにも落ち込んでいるとき、疲れているときはやめたほうがいい。

落ち込んだとき、あるいは頭痛、吐き気、呼吸困難などの苦しさの波が襲ってきて不安の渦巻きが始まっているとき、頓服がわりに「いいとこ探し」をしてみようという気になるかもしれない。悪いイメージを良いイメージで打ち消せば苦しくなくなるだろう。そう考えていいところを探そうとする。しかしこれはあまりうまくいかないようだ。

もちろん、一回は試してみるといい。もしかすると、あなたにはぴったりくるかもしれない。しかし、もし合わないと感じたら、やめてしまおう。

頓服薬として「いいとこ探し」をするのはなかなかむずかしい。というのも、うつの悪いサイクルが始まったときは、ものすごい勢いで「悪いとこさがし」が始まっている。意識の力で「いいとこ探し」をしても、太刀打ちできないのだ。勝てない勝負はしないほうがいい。

頓服薬として活用できるのは、物の見方や考え方（認知）を意識的にまったく逆方向に変えるのではなく、むしろ意識を他のものに集中する方法が効果的だ。たとえば、楽しいTVを見る、むずかしい仕事をする（しなければならない）ときなど、軽い苦しさなら忘れてしまうことがある。

「いいとこ探し」はいわば、加速している不安思考を反対方向へ進ませようというもの。無理がある。それより、走り出しているからだを不安の方向からそらすほうがやりやすい。不安から意識がそれれば、自然に思考も安定方向に戻っていく。先に紹介したフォーカシングや動作法、呼吸法、ツボ療法、癒しのシャワーなどは、頭の作業ではなく、意識をからだや感覚に向けさせるトレーニングなのだ。

「いいとこ探し30」は回復期・リハビリ期の〝波〟でいえば、落ち込んだときにやるのではなく、むしろ好調なときにやるべきだ。今すぐ効果があるのではなく、次の波をもっと高くし、回復しきったときの状態をよりよいものにするための〝貯金〟だと思ってほしい。

自分取扱説明書

回復しはじめると同時に出てくるのは、二度とあのような苦しみに戻りたくないという思いと、自分はうつになりやすい性格・体質なのではないかという不安感である。

後者に対しては、自殺防止の教育などでも「うつ病は完全に治るのですか。一度うつ病になった人は、またうつ病にかかりやすくなるのですか」という質問をよく受ける。

そういう質問には、こう答えることにしている。

「うつ病になった人は、治ります。ちゃんとした治療をすれば、リセットされます。うつ病にかかりやすくなるわけでもありません。しかし、だからといってそれで免疫ができて、二度とうつ病にならないというわけではありません。普通の人と同じ確率で、また病気になることはあります。うつ病になった人の中には、うつの苦しい経験におびえつづけて、それ以降の人生を暗く過ごす人もいれば、逆にそれを一つの人生経験としてとらえ、かえってよりよい生き方を身につける人もいます。その人しだいです。」

さて、この〝よりよい生き方を見つける人〟のタイプになれるためには、どのようなことに気をつければよいのだろうか。

まず多くのクライアントが考えるのは、あの苦しさに陥る前に、その兆候を発見し、自分なりに予防できないかということである。というのも今回は、自分で苦しさを感じながらも有効な対処ができないまま、押し切られるように苦しさに飲み込まれてしまったという経験があるからである。まさに疲労からの発病で、うつの特徴だ。

だから、もし同じようなことがおこっても、今度はうまく対処できるぞと思えるような〝何か〟がほしいのである。

そこで私は、クライアントとともに「自分取扱説明書」を作成していく。もちろん、これはひとりでもできる作業だ。

①まず今回の落ち込みの経験を振り返って、そこからあなたの〝精神疲労蓄積の兆候〟を見つけ出すことから始めよう。

うつ状態とは〝別人〟になってしまうことだと、この本の冒頭部分で表現した。別人になっていく過程は千差万別である。自分なりの特徴がある。それを丁寧に振り返って見つけ出すのだ。このとき、できれば自分ひとりで振り返るのではなく、家族や同僚と一緒に振り返ると、さまざまなことに気がつきやすいものである。自分では気がつかない変化を指摘してくれることもある。

ある人はこの作業をしているとき、そういえばまずお酒を飲みたくなくなってきたことに気がついた。いつもは同僚と楽しく飲んで仕事の憂さを晴らしていたのだが、今回は飲みに行こうという気がおこらなかったのだ。さらに仕事場でも同僚と話をしなくなってきていた。よくよく考えると、自分が相手を傷つけるのではないかとおびえていたことを思い出した。こころの中に強い怒りがあったのだ。

これは、その人なりの特徴である。

またある人は、朝食をとらなくなってきていた。それを、時間がないからしょうがない、忙しい時期だからしょうがないと考えていたのだ。こころのどこかで、これでやせられるからいいかもしれないとも考えていた。また、眠れない苦しみもあったのだが、眠れないというより、帰宅時間が遅く不規則な生活なので、眠りが浅くてもしょうがない、仕事のことについて考えるのもしょうがないと考えていた。

さらに、休日にはショッピングに出かけることが多かったのだが、これも一日中ごろごろしていることが多くなっていた。レストランに行っても、以前のようにおいしいと思えなくなったことも思い出した。

この人は、食欲の低下、不眠、疲労感などの変化があったのだ。しかしそれに適当な理由をつけて、「仕方ないこと」としてやり過ごしていた（やり過ごせるものとしていた）。いま思うと、やはりいつもの自分ではなかったと感じることができるのだ。

この人の場合、食欲の低下、不眠などは、次に精神疲労が蓄積したときも自分自身では気がつかないかもしれない。ただ味の変化だけは、自分でも「変だな」と感じたそうである。おいしさは感じなくなったのに、にがみや辛さにはとても敏感になっていたのだ。

そこで、味の変化には自分で気をつけ、睡眠の変化などは、家の人に気をつけてもらうようにすれば、あの苦しさを予防できるのである。

②このように自分の体調や行動の変化を見つけ出したら、次にそれらの変化が出る以前に生活リズムを変えるような出来事がなかったかを調べてみる。日常に何も変化がなくても精神疲労が蓄積することはあるが、なんらかのきっかけで精神疲労が加速することもあるから

だ。

次頁の**表3**は、ライフイベント（生活の変化、出来事）にどれぐらいのストレスがあるかを示している。

体調や行動の変化の前に、このようなライフイベントを見つけることができたら、そのライフイベントが、あなたにとって知らない間に精神疲労を蓄積するきっかけになった可能性を考える必要がある。何もそれを避ける必要はないが、次に同じようなことがあるときは、先に見つけた体調や行動の変化（兆候）に敏感になるべきである。

③体調・行動の変化やそれに先行するライフイベントを見つけることができたら、必ずそれを記録しておこう。「あの苦しみは絶対忘れないから記録しなくても大丈夫」、あなたはそう思うかもしれないが、「のどもと過ぎれば……」のことわざにもあるように、苦しみは案外早く忘れてしまうものだ。今回の貴重な体験を決して無駄にすることなく、よりよい人生につなげるためにも、必ず記録にとどめておくべきである。

④さらに、「自分取扱説明書」は、自分だけでなく家族や仲間にも知らせておく必要がある。

あなたが今回見つけた〝きっかけ〟は、今は自分でそれがきっかけだと認識できても、本当にまた精神疲労が蓄積しはじめると、なかなか自分では気がつきにくいものかもしれな

表3　ライフイベントにおけるストレス強度

「配偶者（夫・妻）の死」を100として，その他の出来事にそれぞれストレスの強度に得点をつけていったもの。

順位	日常の出来事	ストレス強度	順位	日常の出来事	ストレス強度
1	配偶者の死	100	22	仕事の地位の変化	29
2	離婚	73	23	子女の結婚	29
3	夫婦別居	65	24	親戚関係でのトラブル	29
4	刑務所への収容	63	25	個人的な成功	28
5	近親者の死亡	63	26	妻の就職・退職	26
6	本人の大きなけがや病気	53	27	進学・卒業	26
7	結婚	50	28	生活環境の変化	25
8	失業	47	29	個人的習慣の変更	24
9	夫婦の和解	45	30	上司とのトラブル	23
10	退職・引退	45	31	労働時間や労働条件の変化	20
11	家族の健康の変化	44	32	転居	20
12	妊娠	40	33	転校	20
13	性生活の困難	39	34	レクリエーションの変化	19
14	新しい家族の加入	39	35	社会活動の変化	19
15	仕事上の変化	39	36	宗教活動の変化	18
16	家計上の変化	38	37	一万ドル以下の借金	17
17	親友の死	37	38	睡眠習慣の変化	16
18	配置転換・転勤	36	39	家族の数の変化	15
19	夫婦喧嘩の回数の変化	35	40	食習慣の変化	15
20	1万ドル以上の借金	31	41	長期休暇	13
21	借金やローンの抵当流れ	30	42	クリスマス	12

〔ホームズとレイ，1967〕

い。身近な家族がきっかけについて理解しておくと、それを早めに警告してくれる可能性がある。

「自分取扱説明書」を作り、危険な兆候を把握し、家族をはじめ会社の同僚など気のおけない仲間に知らせておく。つまり早期警戒システムを構築する。これらの作業を通じて、あなたは今回の出来事を客観的にとらえることができるようになる。さらにその対策まで講じたことにより、あなたが今回の苦しみに対し自分なりに対処できるという自信が生まれてくるのである。

私の中の宝物（イメージワーク）

いろんな不安があっても、日々の生活や仕事の一つひとつに集中することが、最も生産的で、早く不安から脱出できる。不安を払いのけようとせず、あるがままで認め、受け止めて、それでも私にはやることがあるからそれをやるという姿勢で、生活するのがいい。「プチ・チャレンジ」だ。できることはやる。できないことはやらない。潔さが大切だ。

不安は、ある作業に集中している間は出ないものだ。集中が切れたときや、活動が止まったときにあなたの頭を占領する。だから、何もしていないときや眠る前がつらいのだ。

もしかしたら、あなたはそのことに気づいていて、「何かやっていないと落ち着かない」と、わざと毎日を忙しくしてしまうかもしれない。あなたには、それが自然な不安対処法なのだ。しかし、完全に元気が回復していない今は、そのことが結局回復のペースを乱してしまうことにもなりかねない。

そんなあなたに、イメージワークという方法をアレンジした不安対処法を紹介しよう。

①それにはまず、自分で「また悪いほう、悪いほうに考えているな」と気づくことが必要だ。できるだけ早い段階で気づけるようにしてほしい。これも、練習で何回かやっていると、コツがつかめるようになる。気づけるようになると、落ち込んでいるあなたを少し冷静に見ている、もう一人のあなたがいるのがわかる。

②悪いサイクルに入っていると自覚したなら、まず、**最悪を考えさせてくれている**あなたの〝思い〟(あなたを守ろうとしている〈不安のプログラム〉)に、声に出して「ありがとう、私を守ろうとしてくれて」と感謝する。うそでもいいのだ。繰り返しているうち「本当」になる。

③次に、あなたがこれまでの人生で、最も楽しい、あるいは、幸せ、あるいは、安心だったときのことを思い出す。そのイメージにタイトルをつけて、「〇〇、力を貸してください」

とこころの中でつぶやく。

ある女性のクライアントは、自分が子どものころの、お父さんとの散歩のシーンを思い出した。

近所のお友だちと一緒に、近くの駄菓子屋まで行く散歩だ。駄菓子屋に着くと一人五〇円ずつもらって、好きなお菓子を買った。昨年亡くなったお父さんの思い出でもあるそのシーンは、クライアントにとって、とても温かく安心する記憶なのだ。

そのクライアントは、「お父さん、力を貸して」という言葉とともに、そのイメージを思い出すようにした。

④そのイメージが出てきたら、次の操作をする。

・もし、白黒のイメージだったら、カラーに

・もし、そのイメージの中にあなたがいるのなら、あなた自身の目で見ているイメージに

・もし、イメージが小さいものだったら、画面を大きく

・もし、そのイメージが遠い感じがしたら、画面を近く

・もし、そのイメージが止まっているのだったら、そこから動き出す感じに

そして、そのときの音を聞いてほしい。会話を思い出してほしい。さらに、そのときの、におい、空気、肌触りを感じてほしい。そのときの、気持ちを思い出してほしい。

そこまでできたら、しばらくその雰囲気を味わう。

先のクライアントの場合、イメージは白黒だったので、それをカラーにし、自分もその映像の中にいたので、自分から見た映像に変え、駄菓子屋のにおいや雰囲気をありありと思い出すような作業をした。このイメージは、彼女がうつから回復し職場に復帰するまで、いやそれ以降も彼女を守り、彼女に力を与えてくれている。

そのほかにも、あるクライアントには小さいころ犬と一緒に遊んだシーンが宝物であり、また他のクライアントは大好きなおばあちゃんに縁側で膝枕している記憶が宝物である。

あなたも、あなたの中に眠っている宝物をぜひとも見つけてほしい。

第5章 ◆ うつ状態が長引いている人へ

苦しいうつ状態が、長引いている人も多いだろう。

うつ状態が長引いている原因は、おそらくいくつかの要素が複雑に絡まっているためだ。一つの要素を改善しても、その影響で他の要素が悪化してしまうこともある。いずれにしても、人はある状態に長くいると、違う状態へ移行するのに抵抗する。これをホメオスタシスと呼ぶ。一つのことを変えたからといって、それですべてが一気に変化するという期待は捨てるべきだ。魔法はない。

しかし、一つのことをきっかけに、徐々に他の要素もいいサイクルに回りだすということはある。だから、一つからはじめる、欲張らず一つひとつこなしていく、ということは重要だ。

本書ではこれまで、うつの基本形である〝疲労からのうつ状態〟を説明し、その脱出のためのトレーニングを紹介してきた。しかし実際には、うつ状態は千差万別である。長引いている人の原因も実に多様で、本書でアドバイスをお伝えするのは、限界がある。しかし次の四点は、私の経験でクライアントの〝悪循環〟あるいは〝停滞〟から、〝好循環〟、〝前進〟へ変換することができたポイントである。もちろん、合う人合わない人があることは前提に理解しておいてほしいが、試してみる価値はある。

1 もう一度治療を始める(あなたは医者嫌い?)

うつ状態の苦しみに耐えていると、それだけで精神エネルギーをさらに消耗してしまう。うつ状態は、からだでたとえれば抵抗力がいちじるしく低下した状態ともいえる。身体の病気になりやすいばかりでなく、こころの病気にもなりやすい。

当初は単なる疲労状態であったのに、いつの間にか他のこころの病にかかってしまい、その症状としての〝うつ状態〟が続いていることもある。

そこでまず、精神科を受診していない人は、精神科を受診することから始めよう。私の経験では、うつ状態を長く患っている人の中には、精神科医を信用せず、薬も飲んでいない人が結構いる。

今は薬も進歩し、うつ状態に対する研究も進んできた。精神科や心療内科であれば、うつ状態そのものへの基本的対処は、それほど変らない。つまり確立された対処があるのだ。

もしあなたが、単なる疲労状態でなくこころの病にかかっているときには、休養と一般的な服薬以上の対処をしなければならない。その場合も、早ければ早いほど回復が容易になる。

だから、とりあえず精神科の門をたたこう。駅前などにある○○クリニックなど、普通の内科の病院と変らない雰囲気の精神科も多い。そこに訪れる人もあなたと同じように普通の人だ。怖いことはない。勇気を出して行ってみよう。

長引いている人の中には、はじめのうちは通院していたが、その後病院に行かなくなってしまった人、あるいは病院を転々と替えてしまっている人も多い。

多くの場合は、回復期、リハビリ期の長さに耐えられず、〝魔法〟を求めてしまったケースだ。そんな人の中には、〝医者嫌い〟になっている人もいる。

医者嫌いになるケースには、次のような場合がある。

リハビリ期のクライアントは、薬に頼りたくない、一人で乗り越えたいという願望をもっている。そんな時周囲も、「いつまでもそんな薬を飲んでいるとよくないんじゃない。もうそろそろ薬をやめてみたら」と、善意ではあるが間違ったアドバイスをしてしまう。そのアドバイスは本人にとって心地よく響き、薬をやめてしまう。やめてすぐは薬の抑制効果がとれ、すっきりした感じがすることもあるが、そのうちに元の落ち込んだ状態に戻ってしまう。

そして薬をやめてしまったことが後ろめたくて、それ以降、病院から足が遠ざかるのだ。

あるいはこんなケースもある。

回復期、リハビリ期は先に述べたように〝悩み多き〟時期だ。本人はとてもつらい。しかし、医者にとってはもう先が見えている患者で、どうしても対応が簡単なものになりがちだ。またこの時期のクライアントが相談する内容は、薬でなんとかできる性質のものでもないため、カウンセリングが苦手な医者はどう対応していいかわからない。その結果、

「医者が自分の話を聞いてくれない。適当に診察して薬を出している。二週間もがまんしたのに、一〇分で診察が終わった。」という不満につながり、他の病院を探してしまうのだ。そしてその病院でも、一、二カ月後には同じような不満が生じる。薬は必要なので不定期に病院には行くが、医者を信用しないという〝医者嫌い〟状態ができあがる。このように医者を頻繁に替えてしまうと、うつ状態の波なのか薬の影響なのかがわからなくなり、回復が遅れる一因となる。

もしあなたが、〝医者嫌い〟に陥っているとしたら、あなたの回復はかなりいばらの道だ。もちろん回復しないわけではないだろうが、相当の苦労がともなう。それよりは、病院や医者を賢く使ったほうがいい。人生の貴重な時間を無駄づかいする必要はない。

だから、もう一度精神科受診を開始してみよう。今度は一つの病院、一人の医者を信用してみよう。しばらくは相性のいい医者を探してもいいが、治療が始まったらできるだけ途中

で替えないことだ。

しかしそれでも、「俺は医者を信頼しない」、「医者に行くと逆に傷つけられる」、あるいは「近くには精神科医が一人しかいないがその人は嫌いだ」、という人もいるだろう。

医者を信頼できないのは、たいがいの場合、薬に対するコミュニケーション不足と、「話を聞いてくれない」不満が原因である。

医者嫌いのクライアントには、私はこうアドバイスしている。

「その先生には、薬に関する話だけをする。薬の利きが強いとか弱い場合、あるいは副作用が心配される場合、次の受診までの間でもいいので、先生に電話して質問する。薬についてなら、先生は自分がわかる範囲だし、自分の責任だと思っているから、しっかり答えてくれる。またそのような情報を求めてもいる。しかし、〝生きがい〟についての話は、他の人に相談しよう。」

「先生が悪い！ ろくな医者はいない。」あなたはそう言いたいかもしれないが、そこにいる先生を活用することを考えよう。あなたはもう〝ベテラン〟なんだから。

2 しっかりと休養してみる（助走を取って、壁を乗り越えよう）

うつ状態が長引いているもう一つのパターンは、通院もしている、社会復帰もある程度はできている、しかし、どうも完全ではなく以前のような活力が出ず、責任ある仕事が任せてもらえない、自分でも請け負えない、そういう状態が長く続いているという人である。

このような人に多いのは、〝回復期〟（リハビリ期の前、二四～二五頁**図4**参照）に自分なりのトレーニングを始めてしまったケースだ。仕事に復帰するのが早すぎたかもしれない。もともとそのような人は、生命力も強く、自立心も責任感も強い人が多い。その分焦りが大きく、肩が治らないうちに〝投球練習〟を始めてしまう。

基本的に能力が高いため、不完全な状態でもなんとか仕事はできる。しかしそれで疲労を高めてしまい、それ以上の回復を妨げている。〝焦り〟と〝後ろへ下がることへの不安〟が、今の状態を維持してしまっているのだ。

そんな人には私は、うつが疲労であることを説明したうえで、思い切って二カ月休養することを勧める。

今の状態は、助走なしで塀を乗り越えようとして失敗を続けている状態である。この状態があまりにも長く続くと、あなたの長所である〝ガッツ〟や〝これまで困難を乗り越えてきた自信〃までもが失われる。

そこで、二カ月完全に休養する。もう一度体力を回復するのだ。このとき〃体力をつける〃ということと勘違いしてはいけない。へたに運動などせず、単に全面的に休養し、ぶらぶら、だらだらして疲れを完全に抜くのだ。

これまでは、一歩でも前に進もうとして、自分なりにいろんな生活の制約を設けてきたかもしれない。なまじっか能力があるからそれができてしまった。もう一度、何もできなかった時期を思い出し、その状態で休憩するのだ。一日中寝ていてもかまわない。規則正しい生活？　それは、来年考えよう。

そして、完全に二カ月休んだあとで徐々に助走をつけていこう。そうすれば、今は上がれない壁も知らない間に越せているかもしれない。

二カ月休むのは怖いかもしれない。でも考えてほしい。今から二カ月前、どんな状態だっただろう。今とほとんど変わっていなかったはずだ。これまでと同じことをやっていては、二カ月後もきっと変わらない。それなら、違うことを試さなければならない時期に来ているのではないか。

３ 長期の回復計画を念頭に置きなおす

精神科にかかるのも、休養するのも、うつ状態に対する基本である。「基本にもどれ」ということだ。

基本に返ったうえで、一回だけの落ち込みの人より、長い回復計画を立てる。うつ状態が長引いていることは、いずれにしても、〝戦場〟に長くいたわけで、とても用心深い反応がからだに染みついてしまっている。その反応のもとである〈プログラム〉に、「もう大丈夫、安心していいよ」というメッセージを送るには、安心できる日々を相当期間続けなければならない。だから、うつ状態が長引いている人は、それだけ回復に時間を取らなければならないのだ。一気に回復する〝魔法〟はない。もしあったとすれば、疲労という特質を無視したアプローチ、つまり〝化粧〟のようなものであり、いずれ破綻してしまう。だからここは魔法をあきらめ、年単位の回復をイメージしなおそう。

本来はとても元気のある五〇歳の男性だが、一五年以上も躁うつ病で苦しみ、深刻な自殺念慮をもって私たちと出会ったクライアントがいる。

職場には出てきているが、毎日雑用しかさせてもらえない。しかし、まとまった仕事を引き受ける勇気もない。周囲から「年もとっているのにろくな仕事もできず無能だ」と思われているという不安にさいなまれていた。

病院も五回以上替えている。薬も飲んだり飲まなかったり。医者に対する不信も根深い。「この病気は治りませんよ」と言われたのだから無理もない。

しかし、彼はそれから医者をひとりに決め、サボらず通院し、薬を飲み、医者に聞きたいことは聞き、伝えたいことは伝えた。また悩みはカウンセラーに相談するようにした。

三年後の今、彼は法律に関係する仕事をしている。以前はじっくり本を読むことができなかったのがうそのようだ。今は、「法律の知識と自分の苦しんだ経験をもとに、人のために役に立つ仕事をたくさんしたい」と張り切っている。

「この病気は治りませんよ」と言った医者に、彼の笑顔を見せてやりたい。

4　グループを活用する

長引いている人の中には、孤独に陥っている人も多い。

もちろんはじめからそうだったわけではない。

うつ状態では、それ以上エネルギーを使いたくないので、人に会うのがつらくなる。自然と、引きこもりがちになるのだ。またうつ状態の〃わけのわからない〃苦しさは、なかなか他人に理解してもらえない。精神的孤独感が大きい。理解してくれない周囲に対して苛立ちの感情も生じる。

一方周囲は、はじめのうちは気も遣うが、長引いてくると、苦しいのは本人の性格のせいのように感じてくるし、アドバイスをしても言い訳だけで少しも努力をしない態度に、だんだん愛想を尽かしてくる。物理的にも孤独になる。

精神的孤独は〈不安のプログラム〉を暴走させる。悪い考えばかりが増殖する。誰かと話をすればそれが〃妄想〃であることに気がつくのだが、物理的孤独はそのチャンスを奪う。〈不安のプログラム〉の暴走を止めることができないのだ。

だからこの時期あなたには、うつのことをわかり、信頼でき、かつ気も遣わない誰かとつながっていてほしいのだ。

さらに、本書のようなトレーニングをするときも、ひとりでやるより周囲の協力があったほうがうまくいく。同じトレーニングに取り組む仲間がいると、なんとなく続けられるという人も多い。仮にトレーニングをするうえで、多少の失敗をしても、同じような失敗をする他人を見ることで、「自分だけがダメ人間だ」という妄想を抱かなくてもすむ。

そのような当事者同士の交流は、わけのわからない苦しさを共有できる場でもあり、とても力強い支えになるものだ。日本にも、うつの当事者の会ができてきた。インターネットなどで調べて当事者の会に連絡を取ってみてほしい。

第6章 ◆ 支えるカウンセラーへ

あるときクライアントの一人が、私が紹介した後輩カウンセラーに対する不満を訴えてきた。

「先生から紹介されたW先生なんですが、とても一生懸命にやってくれているのはわかるんです。それだけに言いにくいのですが、カウンセリングを受けていても、かえってめいってしまうというか、落ち込んでしまうんです。」

W君は、誠実で勉強熱心なカウンセラー。経験も積んでいる。信頼してクライアントを紹介していたので、びっくりしてしまった。

W君にそのことを話し、同席しながらスーパーヴァイズ（観察指導）することにした。

W君はとても丁寧にカウンセリングする。いわゆる来談者中心療法をベースにしている。クライアントとの対話のリズムも合っている。これなら、たいがいのクライアントにはうまく対応できるはずだ。

しかし、カウンセリングが進むにつれて、クライアントの顔がくもってくる。私にはその原因が痛いようにわかった。

それは、話が最近の症状に及んだときのことである。

「最近はいつも、やはり自分は会社には必要ないんじゃないかと不安になるんです。」

「会社には必要ないんじゃないかと、悩んでしまうんですね。」W君、深刻そうな顔。

「そうです。かえって悪くなっているんじゃないかと。」

「うん、うん、悪くなるんじゃないかと……」

さらに深刻そうな顔をして、W君がうなずきながら応答する。

「いつまで続くんでしょう。本当に治るのでしょうか。」

「うーん。そうですね……。私は医者ではないのでなんともいえないのですが、とにかくがんばってみましょうよ。」

「はあ。」

クライアントが明らかに肩を落としたのがわかった。

そして二人して下を向いたまま、おし黙る。居心地の悪い間だ。

カウンセリングが終わってから、W君と一緒に振り返る。

W君もこのクライアントのカウンセリングに行き詰まりを感じて、私に相談しようとしていたという。

「どうもだめなんです。カウンセリングしていても、いつも同じことばかり。普通なら自然に元気が出てくるか、もっと具体的な解決法にクライアント自身が気がつくんですが……。そのうち今日みたいに『いつまでに治りますか。』と詰問される。答えられるわけがないですよね。まったく、私自身が自信をなくしそうです。」

私は、W君にうつ状態からの回復期やリハビリ期にあるクライアントの対応について、次のような内容をもう一度説明した。

1　まず、聞くことが大切

うつ状態は、自分でも自分の状態がよく理解できない。しかも、自分の苦しさをあることのせいだと強く信じているところもある。さらにそれを人に話そうとしても、頭がうまく回らないため、きちんと説明できない。

それゆえ、うつ状態の人のカウンセリングは、カウンセラー自身がゆったりと落ち着き、クライアントを焦らすことなく、辛抱強く聞くことが大切だ。カウンセラーが少しでもいらいらしたり、焦ったりすると、センサーが敏感になっているクライアントにはすぐ察知されてしまい、信頼を失う。

うまく話せないときは、積極的に相手の気持ちを予想し、こちらからそれを言葉にしてあげる。つまり要約するのだ。

しかし、当然カウンセラーが話しすぎてはいけない。下手なアドバイスなど厳禁だ。「もう少し気楽に考えたら」とか「まず、行動ありきでしょう」などという提案を不用意にしてしまうと、クライアントは「そんなことはわかっているけれど、それができないから困っている。このカウンセラーは私の苦しみを理解していない」「できない自分を非難しているんだ。さげすんでいるんだ」などと感じ、孤独感や自責感を大きくしてしまう。うつの人に励ましはよくないといわれる所以である。

「眠れないのです」と訴えるクライアントに「でも、看護師さんによれば、実際はいびきをかいてよく寝ているそうですよ。気にしないほうがいいですよ」と答えた医者がいる。クライアントは、実際寝ているか寝ていないかではなく、「眠れない」という苦しさを訴えているのだ。その苦しさはぜんぜん理解してもらえていない。

苦しさを理解してくれない医者やカウンセラーを、クライアントは信用しない。頼らない。「自信回復のための共同作戦」がうまくいくわけがない。だから、まずゆったりとした時間の中で、クライアントの苦しさを聞き出すこと。そしてその気持ちを十分理解すること。これがうつ状態のクライアントへの対処の原則だ。

「W君、君のカウンセリングはこの部分はとてもよくできていると思うよ。でも、実はそれだけではリハビリ期のクライアントをうまくサポートできないんだ。」

私は、説明を続けた。

2　しかし、共感だけだと落ち込む

W君のカウンセリングがうまくいかない一番の原因。それは、カウンセラーの反応が今のクライアントの不安を余計に大きくしているということだ。

カウンセリングの基本は〝共感〟である。共感とは相手の身になって、その感情を理解することだ。そうすると自然に、カウンセラーの表情にもクライアントの苦しさがにじみ出てくる。クライアントはそれを見て、「この人は自分の苦しさをわかってくれている」と感じ、カウンセラーを信用するようになる。

しかし、この時期のクライアントには少しだけ工夫が必要になる。

うつから離脱しようとするクライアントは、「治らないかもしれない」「またあの苦しみに戻るかもしれない」「他の人は治っても、自分はひどい状態で長引くのかもしれない」「自分自身の性格が問題なのかもしれない。だったらまたうつになる」などという不安と戦っている。

「私はこんなに苦しいのです」というクライアントの訴えに対し、カウンセラーが同調して深刻な顔をしたりすると、「やはり自分はひどいのだ。ぜんぜんよくなっていないのだ」とクライアントは思ってしまうのだ。カウンセラーが困った顔をすると、「このカウンセラーも対応できないほど、自分の状態は特別で、たちが悪いのだ」などと感じてしまう。

クライアントの不安を増殖させないようにするには、「あなたの訴えは、カウンセラーとしてすでに頭の中にあることで、なんら驚くことではない。それはみんなが通る道。この時期の普通の症状であり、必ず乗り越えられる」というメッセージをクライアントに与えなければならない。

しかし、それを口先だけで何回言っても空々しいだけだ。カウンセラー自身がうつについてよく理解し、今のクライアントの状態をよく把握し、もし本当に症状が悪化しているときは医師との連携を取れるなどの万全の体制を取っていてこそ、クライアントを癒すメッセージが自然とにじみ出てくる。

「そうですか。私はそんな顔をしていましたか。それではクライアントが不安になりますよね。」とW君。

「でも、共感することはカウンセリングのベースだから、それが悪いのではないよ。ただこの時期のクライアントの特性に応じた工夫が必要なだけなんだ。この時期に必要な工夫はそれだけじゃないよ。」

私は、説明を続けた。

3　治るということを説明してあげる

この時期、クライアントのテーマは「自信回復」。そのためにカウンセラーは、クライアントがよくなっているということを意識的にフィードバックしてあげなければならない。たとえ症状が悪くなっていても、それはうつの回復期、リハビリ期特有の〝波〟であることを説明する。よもやカウンセラーがおたおたしてはいけない。

「治るでしょうか」という問いには、自信をもって「治ります」と答えてあげる。

また、当事者の会などですでに治った人の経験談などを聞く機会が得られれば、治るということを信じやすくなる。それができないときは、カウンセラーが専門家として、治ることを保証しよう。

カウンセラーがこれまでサポートして来たクライアントのことを話してもいいだろう。もちろんプライバシーに配慮しながら。

本書で紹介した「私の回復日記」は、クライアントとカウンセラーの「自信回復共同作戦」の強力な武器となる。

ただし、「治っています」ということばかりを強調しても、クライアントの苦しさをまったく理解しない印象を与えてしまう。クライアントの反応をよく観察しながら、聞くことと伝えることのバランスを取らなければならない。

4　何度も同じことを繰り返してあげる

「治るでしょうか」以外に、「薬をやめたい」「医者を替えたい」「家族が理解してくれない」「会社に戻れるかが不安だ」「誰も自分を必要としていない」など、同じテーマが何回も出てくる。

クライアントは、不安で不安で仕方がないのだ。その不安を表現させてあげることが重要である。「同じことを何回も言っていいよ。私（カウンセラー）は決してそれをばかにしたり、怒ったりしないよ」というメッセージを与えておこう。

私はこれを「マジカル40」で説明している。「同じ不安を四〇回、私に表現してください」とお願いするのだ。そして、そのたびにうつの〝波〟と〝不安や意欲の低下は症状だ〟ということを説明する。本書で紹介したうつの回復期、リハビリ期の特徴も繰り返し説明する。一度説明したからいいというものではない。マジカル40。回数をこなすことにパワーがある。

5　医者との付き合い方を指導してあげる

医者を替えたいという気持ちをもつクライアントが多い。

医者は、初回面接のときは比較的話を聞いてくれる。医者自身が、診断をし、治療方針を立てるために情報が必要だからだ。ところがそれ以降は、薬の効きを確かめ、本人の浮き沈みの具合を確認することが主となり、面接の時間は短くなる。たくさんの患者を一日で診察しなければならないからだ。評判のよい医者ほど多くの患者が集まり、一人ひとりの診察時間が短くなるというジレンマがある。

外科や内科ならそれでもいいのだろうが、精神科の患者の場合、医者に自分の精神的な苦しさをきちんとわかってほしい、しっかり話を聞いてほしいという強い願望がある。患者にとっては「先生が話を聞いてくれない」ことはとても切実な問題だ。

そこで、つい病院を替えたくなる。病院を替えることは勇気がいることだが、本人の頭の中には、「長くなる病気だ」と何回聞かされていても、「少しでも早くよくなりたい」「もしかしたら、自分にぴったりの薬があるはずだ」と考える。〝魔法〟を求めてしまうのだ。

さらに、病院を替わるとき、医者を信用していない、裏切ったという罪悪感もあり、前の病院には内緒のことが多いのだ。

新しい病院では、初診として扱われ、ゆっくり話を聞いてくれる。また、薬も違うものが出される可能性がある。以前の病院でだんだん薬の量を少なくしている場合など、新しい病院の出す薬は、よく効く感じがしてしまう。すると、「今度の医者は話を聞いてくれるし、薬もよく効く」となってしまって、結局病院を替えることになってしまう。

ところが、この新しい病院でも一カ月後には同じ状況になるのだ。

このドクターショッピング（医者を転々と替わること）は、精神科の場合、薬の影響で今の精神状態があるのか、うつ本来の〝波〟なのかがわからなくなり、治療を混乱させ病気を長引かせる原因となる。

ドクターショッピングを避けるためには、家族や周囲が何度も本人を説得し、長引く治療を支えることが必要だ。

医者との付き合い方は、カウンセラーが指導すべきである。医者に遠慮して、自分のことを話さなくなっているクライアントも多い。症状が変化した場合や、薬の副作用が強い場合など、躊躇せず医者に相談することを、後押ししてあげよう。私は、受診の前に医師との会話をリハーサルしてあげることも多い。

クライアントのもつこのような「医者を替えたい」「薬をやめたい」願望には、これまた繰り返しその気持ちを〝聞いて〟、そうしないことを〝説明〟してあげることで対処しよう。

6　カウンセリングもバランス

この時期のカウンセリングは、バランス感覚が最も必要とされる。

・聞くことと話すことのバランス
・休憩と活動をどう支援するかのバランス
・がまんすることと、自分の感性を優先することをどう支援するかのバランス
・クライアントに自力でやってもらい自信をつけてもらうか、あるいはカウンセラーに頼ることで安心してもらうかのバランス
・クライアントに決めさせるか、カウンセラーが指示するかのバランス

とくに、最後のバランスは最もデリケートにサポートしたい。

私は、「些細なことと、治療に関することは〝決めて〟あげる。治るまでのスケジュール

は〝(頼まれても)決めない〟。あとはクライアントが〝決めることを支援する〟」というスタンスで取り組んでいる。

この時期のクライアントは、本当に些細なことで悩み、行動に移せず、そのためにまた悩むというサイクルに陥ることが多い。

たとえば、夫に会社を休んでほしい↓でも言い出せない↓今までも迷惑をかけているのに、これ以上足手まといになれば捨てられるという不安がある↓しかし苦しいので、察してほしいと思うが、夫は察してくれない↓悶々とした日がずっと続く……のような場合である。

私はまずその話を十分聞く。苦しさを理解したあと、客観的にクライアントの行動の抑制が事態を悪くしていると思われるときは、私が〝決めて〟あげる。

私はこのクライアントの夫は協力的で、妻の依頼を断ることはないことを知っている。

「わかりました。とりあえずこうしましょう。今日ご主人が帰ってきたら、すぐその件をお話しましょう。」

「すぐですか。会社から帰ってきたばかりで、夫も落ち着かないのではないですか。」

「大丈夫です。私の勘です。今日はすぐに話したほうが、いい結果が出そうです。」

クライアントは、その日に迷いに迷ったが夫に話すことができた。「夫は快諾しました。先生の勘はすごいですね」とメールを受けた。

もちろん私にそんな勘があろうはずはない。しかし何でもいいのだ。うまく理由をつけてあげられるときはそうするが、理由がつかないときには少々強引でもよい。行動を促進しクライアントの不必要な不安サイクルを止めるための一つの工夫だ。些細なことは、カウンセラーが決めてあげよう。

また先にも述べたが、治療や投薬の中断については、「ダメ」ということを決めてあげる。もちろんそのたびに理由を説明するのは言うまでもない。四〇回の説明、「マジカル40」である。

一方、「来月の会社の総会までには、しっかり回復していますよ」とか「しっかり治してから、出勤しましょう」などとカウンセラーが不用意に発言しないほうがいい。これは（カウンセラーにはその気がなくても）回復の期限やペースを〝決めて〟しまうことになる。クライアントは、「来月までには治らなければならない」とか「完全でなければ会社に復帰できない」ととらえてしまい、プレッシャーを感じてしまうのだ。

その他のことは、クライアントが自分で決め、自分で行動し、乗り越えていくサイクルを支援し、自信を回復してもらう。

このように、カウンセラーには柔軟な対応が望まれる。バランスを欠いたカウンセリングではうまくいかない。

これまである一つのカウンセリング手法で集中的に勉強してきたカウンセラーは、どうしてもこのバランス感覚が鈍っている。クライアントをよく観察し、彼の身になって内面を想像することが大切だ。

ただ、憶測やあうんの呼吸だけでそれを察するのは限界がある。何でも言い合えるフランクな関係を築いていくことが重要だろう。最も強いのは、クライアントが「嫌なことは嫌」と言える雰囲気(信頼関係)を作れたときである。

7 課題達成に目を奪われてはいけない

認知療法などを活用してクライアントを支えようとする場合、カウンセラーの中には、どうしてもその課題の達成度にばかり目が向いてしまう人がいる。

たとえば、クライアントが家族にあることをお願いするという課題に取り組んだとしよう。

次の週、カウンセラーにうまくできなかったことを報告する。カウンセラーは残念に思い、何とか次週にはうまくできるようにさまざまなアイディアを出す。クライアントを激励する。

しかし、それを負担に思うクライアントも多いのだ。その次の週、やはり課題ができなかったそのクライアントは、カウンセリングをキャンセルした。

クライアントは、あんなに一生懸命だったカウンセラーの期待に応えられなかった自分を責めてしまっていた。カウンセラーに合わせる顔がない。自信も失っていた。

リハビリ期は〝波〟だ。下向きの波のとき課題ができないこともあるだろう。そういう時、課題達成にばかり目を向けるカウンセラーは、クライアントの自信を失わせてしまう。

課題は、カウンセラーとクライアントの〝話題〟と考えよう。**癒すのは、〝誰かに支えられ安心して何かに取り組んでいる時間〟**なのだ。課題はリハビリ期の苦しい時間を、前向きに過ごした時間、無駄ではない時間として感じるため工夫なのだ。もちろん課題が成功するに越したことはないが、カウンセラーがそのことに一喜一憂してはならない。

むしろ、失敗することが、「四〇段の階段」を上がるためにはぜひとも必要だということをカウンセラー自身が忘れないようにしよう。

8 死にたい気持ちへの対応

この時期には、死にたい気持ちが生じることもある。またそれを実行してしまう人もいる。このときこそ、カウンセラーがオロオロしてはいけない。そんなカウンセラーを見て、「この人には頼れない」と絶望するか「カウンセラーを困らせてしまった。相談しなければよかった」と自分を責める。

死にたい気持ちへの対応については、拙著『自殺の危機とカウンセリング』（金剛出版）、『人はどうして死にたがるのか』（文芸社）を参考にしてほしい。

9 周囲や会社への説明による支援

話を聞くことだけがカウンセラーの仕事だと定義しているカウンセラーが多い。私は、カウンセラーの定義などあまり気にしない。自分が困っている人に対してできることがあるのなら、それをやってはいけないというルールがあるほうがおかしい。もちろん、ある活動をすることで、トータルな支援の質が下がるような場合は、その活動には手を出さない。ケースバイケースだ。

私が、回復期やリハビリ期のクライアントを支えるうえで、カウンセラーが積極的にやるべきだと感じているのは、家族や会社に対する説明である。

退院してくるクライアントを迎えるとき家族はとても不安だ。どのように対応したらいいのだろう。知らずに悪化させてしまうことがあるかもしれない。いつまでかかるのだろう。本当に治るのだろうか……。

また、クライアントが会社に復帰しようとするときの、上司や同僚の不安も大きい。彼は仕事ができるのだろうか。無理をさせると自殺してしまうのではないか。職場は今のままがいいのか。どんな仕事をさせればいいのか。治って以前の彼のように戦力として期待していいのか。それにはどれぐらい時間がかかるのか。周囲にはなんと説明すればいいのか……。

このような疑問に答えてあげるのだ。

まず、うつ状態について基本的なことを説明しよう。

たとえ、クライアントがこれまでのカウンセリングで〝うつ〟について正しい認識をもっていたとしても、クライアントが自分の周囲の人びとにそれをうまく説明するのはむずかしいことだ。ましてや、自分のことである。「都合のいいように説明している」と思われるのではないかという不安が生じる。だから、カウンセラーが説明してあげたほうがいいのだ。

会社での仕事のことでも、会社側は一生懸命本人のことを思って「これなら」と思う仕事を準備してくれるかもしれないが、本人はその仕事が苦痛かもしれない。しかもそれを言い出せない。

カウンセラーが、本人の意思を聞き出しそれを会社側に伝えてあげる。あわせて、本人の今の状態、今の関心事項などを話してあげるとよい。

不安の多いクライアントと、不安の強い家族や職場。不安は憶測を呼び、誤解につながる。しかし不安のために腹を割って話せない。このような時期、カウンセラーはクライアントと家族・職場の橋渡しという重要な役割を担うべきだと、私は考えている。

一通り、私の説明を聞き終わったW君。

明るい顔をして、「そうですね。これまでのクライアントでうまくいっていたので、なんか変な自信ができてしまっていて……。クライアントの気持ちにそおうという意識はあったのですが、本当に寄り添えてはいなかったのですね。これから自分がやるべきことも見えてきた感じがします。」

さすが、W君。飲み込みが早い。

きっとこれからあのクライアントの〝自信回復計画〟を上手に支えてくれるだろう。

おわりに——「共同作戦」参謀の一言

本来の認知療法は自分の認知の誤りに気づき、知性の力でそれを変えていくというものだ。気づくところまでの手順はかなりしっかりしている。しかし本当にむずかしいのは、認知の誤りを意識してからだ。それをどうして自分の中に取り込んでいくか、どうやって自分を変えていくか、この難問については認知療法は急に手を離したように、ほとんど何も示してくれない。それ以降は本人の努力しだいだ。そう言っているようである。

しかし、認知の誤りを理解してもそれを克服できないと、苦しさは変わらない。さらに、〝わかっているのに、できない〟という不完全な自分を再認識するだけ、つまり自己嫌悪が増大するだけになりかねない。これでは、ダイエットの本や器具を買っては失敗ばかり続けているあのパターンと同じことになる。

しかも、うつ状態にはエネルギーが低下している、考えすぎて行動がともなわないという特質がある。失敗する確率はさらに大きくなる。

本書ではこの部分にポイントを置いて、うつから脱出を図ろうとするあなたに、「自信回復作戦」を提示してきた。

本書ではそのために、まずうつ状態について説明した（第1章）。まずは、敵を知り…と言うわけである。

うつ状態とは、単に疲労しているだけのことである。あなたが壊れているのではない。あなたを守る非常事態プログラムが発動しているだけのことだ。

しかし、いったんうつ状態になると、そこから脱出したいという焦りのために回復期・リハビリ期に無理をしてしまい、それがもとでうつからの脱出が遅れてしまう人が多い。だからリハビリ期については、とくにその特徴をくわしく説明した。これからの戦い、敵を知っておくことは、あなたのこころの平静を保つ一番の力になる。

続いて第2章、第3章では、プチ認知療法の「ポリシー」、仕組みについて解説した。ここは、あなたが戦うための〝武器〟について説明したつもりである。その長所、短所、使用上の注意などである。武器の使い方を誤ると、自分を守るどころか、自分自身を傷つけてしまう。

そして4章では、具体的な戦い方を説明した。作戦は大きく以下の二段階に分かれる。

【第一段階】戦う要領を訓練で体得する

かりに戦い方がわかっているからといって、いきなり戦場に出たのでは勝ち目はない。『スターウォーズ』のルークだって、『ドラゴンボール』の孫悟空だって、『エースをねらえ！』の岡ひろみだって、まずは練習を重ねて、強敵を倒した。

「自信回復作戦」でもいきなり実生活に戦いをもとめるのではなく、訓練することから始める。

実力さえつけば、自信回復作戦は成功したようなものだ。だから、第一段階は一見準備段階のように見えるかもしれないが、実はこの段階がメインの作戦といってもいい。

訓練する内容は、①一つひとつの成果にこだわらないこと（数をこなしていくこと）、②自分の感覚に気がつき、それを大切にすること、③考え込まず、まず行動に移すこと、④バランス感覚を覚えること、の四項目である。

これらを実生活で使えるレベルまで訓練する。

たとえば、これまでの認知療法で指摘されてきた、二分割思考という認知の誤りがある。白か黒かはっきりしないと、その中間では落ち着かないという思考だ。会社でやりがいのある仕事ができないのなら、自分には生きる価値がないと感じてしまう極端な思考。その中間の案を考えてみても、その案では怒りや不安が渦巻いて、やはり死ぬしかないのだと考えてしまう癖。自分でわかっても、そう考えてしまうのだからやっかいだ。

これまでの認知療法では、その二分割思考に気づき、意思の力でもっと合理的な考え方に修正していこうという方略を取る。これは、実生活で直接戦おうとするものだ。

「自信回復作戦」では、まず、「二分思考は、悪いものではない」と敵を定義しなおす。ついで、極端な思考の癖を修正するための訓練を重ねていく。バランスの修正と考えてもいい。

たとえば、「数息観」という訓練、これは自分の息を数えるという単純なものだ。しかし二分割思考の癖の強いリハビリ期は、どうしても自分のやっている訓練が、正しいものなのか、効果があるのか、自分はうまくやれているのかなどが気になる。正しくないものは害である、うまくやれていない限り効果はないなどと考えてしまい、必要以上に細部にこだわり、完璧な姿を求めて訓練の効果にも満足しない。その結果、自分はこんな訓練もできないだめな人間だ、と感じてしまう。

この悪循環を断つことこそが、訓練のターゲットだ。そのような邪念、不安に耐えながら、(脇に置きながら) **とりあえずやってみる**。数息観はどこでも簡単に実施できる。だから、とりあえずやってみようという気にもなりやすい。

数息観では、自分が呼吸をしながら楽だと感じるペースや自分なりの方法を探っていく。

これは、呼吸法が正しい正しくないという概念ではなく、**自分の感覚を重視する**作業だ。**バランス感覚**が自然と必要になる。さらにこだわりや不安に耐えてやっていると、少しずつリラックスした感じが得られる。リハビリ期は焦りが強いので、効果を感じにくい訓練は続けられない。ある程度がんばれば、その効果が得られるという訓練しかできない。その点、数息観は、数回の訓練で落ち着いた感じを得られる。

数をこなしているうちに、リラクセーションのツールとしても使えるように思えてくる。このような訓練を無理なく繰り返しているうち、「自分なりにやればいいんだ」とか「一回でだめでも何回かやってみると変わってくるかもしれない」という柔軟な感じ方が自然に定着していくのだ。

つまりプチ認知療法は、その訓練をする（ただ息を数える）こと自体が、考え方感じ方の癖を変えていく訓練になっているのだ。訓練は簡単で成功しやすい。自信も生まれやすい。たとえ失敗しても実生活での戦いではないので被害は少ない。ただその訓練があなたに合わなかったというだけだ。

【第二段階】行動し、自信をつける

第一段階で基本的な訓練をする間も、実生活から乖離して生活するわけにはいかない。さらに、第一段階である程度自信がついたとしても、リハビリ期特有の「生きがい」に関する問題は、人と交わってはじめて実感するものだし、「自信」も実生活における課題を克服しながら強固なものに回復していく。

しかし一方でリハビリ期は、まだまだ自分自身のからだをコントロールできないという不安も根強い。つまり、社会に出ないことには自信がつかないが、社会に出るほどには自信が回復していないという、とても矛盾した時期なのだ。

そこで、ともすれば引きこもりがちになるあなたの背中を押して、勇気を出して活動するための訓練を紹介した。いつでもどこでも手軽に不安を低下させることができる頓服代わりのトレーニングと、染みついた不安がり体質を少しずつ改善するトレーニングである。


私はこのプチ認知療法を利用した「作戦」で、たくさんのリハビリ期の人びとを支援してきた。再び自信を回復した人は数多い。私はこのプチ認知療法に自信をもっている。しかし、不思議に聞こえるかもしれないが、私はプチ認知療法が、うつ状態の回復に〝医学的な効果〟があるかどうかと聞かれると、「さぁ?」としか答えられない。もっと言えば、そんな効果などないのではないかとさえ思っている。

実はこの「自信回復作戦」、最大のねらいは「時間を味方にする」ということだ。

考えてもみてほしい。われわれの敵は「疲労」なのである。疲労しているときの基本的対処は、「何もしない」ことである。何かしたら、それだけ疲労が蓄積されてしまう。しかし、リハビリ期の焦りは、あなたに「何かしないといられない」状態をつくり出す。何もしない無意味な時間はあなたにとって苦しみとなり、精神疲労を増大させる。そのとき時間はあなたの敵になってしまう。

さまざまなリハビリ期の人々の「回復作戦」を支援するうち、私の中に「時間を味方にする方法」が確立してきた。それがここに紹介したプチ認知療法である。

つまり、プチ認知療法があなたを変えるのではないのだ。そうではなく、あなたの自己治癒力があなたを回復させる。われわれにできるのは、自己治癒力が最大限に発揮されるための条件を整えることだ。プチ認知療法で、何か前向きの作業、成長を感じられる作業、しかも精神的な疲労感や挫折感の少ない作業をする。その結果〝味方になった時間〟が、あなたの自己治癒力を最大限に活性化する。これが本作戦の本当の趣旨なのだ。

だから、一つの療法ではなく多くの療法を紹介した。今日はこれ、これに飽きたら他のもの。そんな日替わりメニューでよいのだ。三日坊主、大歓迎。

大雑把なやり方だけを覚えて、あとは自分で工夫しながら進むトレーニング。構えずに試しにやってみる。うまくいけば続ける。ダメならやめる。途中で効果がなくなった場合も、こだわらずに他のことをやってみるという、いい意味での〝適当さ〟がほしい。本書で紹介したトレーニングをプチ認知療法と呼んでいる所以である。

本書は〝使える〟ことに最大限にこだわった。ただ、不特定多数を相手にする書籍という形を取る以上、大まかな筋しか伝えられていない。あとは、あなたのバランス感覚に頼るしかない。自分の感覚を信じてやってみてほしい。

うつは必ず治る。しかし時間がかかる。何もしないでいるとその時間に押しつぶされてしまう。本書に紹介したトレーニングで、うつの苦しい時間を〝何かやること〟で乗り切っていこう。

参考文献

『インナーゲーム――こころで勝つ!!』W・T・ガルウェイ著、後藤新弥訳、日刊スポーツ出版社、一九七六年
『やさしいフォーカシング――自分でできるこころの処方』アン・ワイザー・コーネル著、大澤美枝子・日笠摩子訳、コスモス・ライブラリー、一九九九年
『リラクセーション――緊張を自分で弛める法』成瀬悟策著、講談社、二〇〇一年
『人はどうして死にたがるのか――「自殺したい」が「生きよう」に変わる瞬間』下園壮太著、文芸社、二〇〇三年

■著者略歴

下園　壮太（しもぞの・そうた）

1959年生まれ。現在、NPO メンタルレスキュー協会理事長。

陸上自衛隊初の心理幹部として多数のカウンセリングを経験。その後、自衛隊の衛生科隊員（医師、看護師、救急救命士等）やレンジャー隊員等に、メンタルヘルス、カウンセリング、コンバットストレス（惨事ストレス）対策を教育。本邦初の試みである「自殺・事故のアフターケアチーム」のメンバーとして、約300件以上の自殺や事故にかかわる。2015年8月退職。現在はNPO メンタルレスキュー協会でクライシスカウンセリングを広めつつ、産業カウンセラー協会、県や市、企業、大学院などで、メンタルヘルス、カウンセリング、感情のケアプログラム（ストレスコントロール）などについての講演・講義・トレーニングを提供。海上保安庁パワハラ防止検討委員。

［著書］『目からウロコのカウンセリング革命』（日本評論社）、『自衛隊メンタル教官が教える 心の疲れを取る技術』（朝日新書）、『自衛隊メンタル教官が教える 折れないリーダーの仕事』（日本能率協会マネジメントセンター）など30冊以上。

［公式 HP］ http://www.yayoinokokoro.net/

うつからの脱出《だっしゅつ》
プチ認知療法で「自信回復作戦」

●――――2004年 5 月20日　第 1 版第 1 刷発行
2018年 5 月20日　第 1 版第13刷発行

著　者――下園壮太
発行者――串崎　浩
発行所――株式会社日本評論社
〒170-8474 東京都豊島区南大塚3-12-4
電話03-3987-8621（販売）-8601（編集）
https://www.nippyo.co.jp/　振替　00100-3-16
印刷所――平文社
製本所――井上製本所
装　幀――海保　透

ISBN4-535-56214-8　　Printed in Japan